AF498768

Avances en sarcoidosis

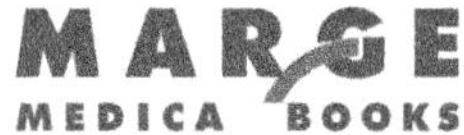

Avances en sarcoidosis

Coordinadores:
Dra. Pilar Brito-Zerón
Dr. Jacobo Sellarés
Dr. Roberto Pérez-Álvarez
Dr. Lucio Pallarés
Dr. Manuel Ramos-Casals

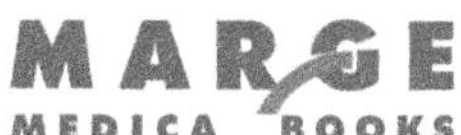

MARGE
MEDICA BOOKS

Colección: Avances en enfermedades autoinmunes sistémicas
Director: Dr. Ricard Cervera

Avances en sarcoidosis
Coordinadores: Pilar Brito-Zerón, Jacobo Sellarés, Roberto Pérez-Álvarez, Lucio Pallarés, Manuel Ramos-Casals
1.ª edición 2020

© de esta edición, incluido el diseño de la cubierta, ICG Marge, SL

Edita: Marge Books
València, 558 – 08026 Barcelona
Tel. 931 429 486 – marge@margebooks.com
www.margebooks.com

Director editorial: David Soler
Edición: Núria Gibert
Compaginación: Mercedes Lara
Impresión: Gramagraf (Badalona)

ISBN edición impresa: 978-84-17903-34-3
ISBN edición digital: 978-84-17903-35-0
Depósito Legal: B 2429-2020

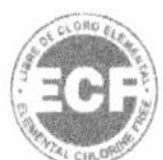

El papel empleado en este libro no ha sido blanqueado con cloro elemental (CI$_2$).

Índice

Autores

Nihan Acar-Denizli
Department of Statistics, Faculty
of Science and Letters, Mimar Sinan
Fine Arts University
Istanbul (Turkey)

Mario Oscar Achad
Clínica Médica, Instituto Modelo
de Cardiología Privado SRL
Córdoba (Argentina)
Cátedra de Medicina Interna, Hospital
San Roque, Universidad Nacional
de Córdoba (UNC)
Córdoba (Argentina)

Miriam Akasbi Montalvo
Servicio de Medicina Interna
Hospital Universitario Infanta Leonor
Madrid

Nuria Albacar
Programa multidisciplinar de Sarcoidosis
Servicio de Neumología, Hospital Clínic
IDIBAPS. Universidad de Barcelona
Barcelona

Ana Alguacil
Servicio de Medicina Interna
Hospital Virgen de la Salud
Toledo

Diana Badenes
Médico adjunto, Servicio de
Neumología del Hospital del Mar
Neumóloga de la Unidad de
Enfermedades Pulmonares
Intersticiales
Barcelona

Eva Balcells
Médico adjunto, Servicio de
Neumología del Hospital del Mar
Coordinadora de la Unidad de
Enfermedades Pulmonares
Intersticiales
Profesora asociada de la Universidad
Pompeu Fabra (UPF)
Barcelona

Khurram Bari
Division of Digestive Diseases
Department of Medicine
University of Cincinnati
Cincinnati, Ohio (USA)

Robert P. Baughman
Department of Medicine
University of Cincinnati Medical Center
Cincinnati, Ohio (USA)

Tycho Baumann
Servicio de Hematología
Instituto Clínic de Hematología
    y Oncología (ICMHO)
Hospital Clínic
Barcelona

Mariana Benegas
Servicio de Radiodiagnóstico, CDIC
Hospital Clínic. Universidad
    de Barcelona (UB)
Barcelona

Mariona Bonet Álvarez
Servicio de Medicina Interna
Unidad Funcional de Enfermedades
    Sistémicas
Althaia - Xarxa Assistencial Universitària
    de Manresa
Manresa

Xavier Bosch Aparici
Servicio de Medicina Interna
ICMID, Hospital Clínic
Barcelona

Pilar Brito-Zerón
Unidad de Enfermedades Autoinmunes
    Sistémicas
Servicio de Medicina Interna
Hospital CIMA-Sanitas
Barcelona

Antonio Caguana
Residente de Neumología del Hospital
    del Mar
Barcelona

José Luis Callejas
UEAS, Servicio de Medicina Interna
Hospital Clínico San Cecilio
Granada

Joel Chara-Cervantes
Servicio de Medicina Interna
Hospital Universitario Dr. Josep Trueta
Girona

Sandra Cuerpo
Programa multidisciplinar de Sarcoidosis
Servicio de Neumología, Hospital Clínic
IDIBAPS. Universidad de Barcelona (UB)
Barcelona

Eduardo Cuestas
Servicio de Pediatría y Neonatología,
    Hospital Privado Universitario de
    Córdoba
Instituto Universitario de Ciencias
    Biomédicas de Córdoba (IUCBC)
Instituto de Investigaciones en Ciencias
    de la Salud (INICSA), Universidad
    Nacional de Córdoba (UNC),
    Consejo Nacional de Investigaciones
    Científicas y Técnicas (CONICET)
Córdoba (Argentina)

Begoña de Escalante Yan
Jefe de Sección
Servicio de Medicina Interna
Unidad Enfermedades Autoinmunes
Hospital Clínico Lozano Blesa
Zaragoza

Patricia Fanlo
UEAS, Servicio de Medicina Interna
Complejo Hospitalario de Navarra
Pamplona

Carlos Feijoo-Massó
UEAS, Servicio de Medicina Interna
Hospital Parc Taulí
Sabadell

Alejandra Flores-Chávez
Laboratory of Autoimmune Diseases
    Josep Font, IDIBAPS-CELLEX
Servicio de Enfermedades Autoinmunes,
    ICMiD
Hospital Clínic
Barcelona

Eva M.ª Fonseca-Aizpuru
Servicio de Medicina Interna
Hospital de Cabueñes
Oviedo

Joel Francesqui
Programa multidisciplinar de Sarcoidosis
Servicio de Neumología, Hospital Clínic
IDIBAPS. Universidad de Barcelona (UB)
Barcelona

José Salvador García-Morillo
Servicio de Medicina Interna
Hospital Universitario Dr. Josep Trueta
Girona

Laia Gené Huguet
Primary Healthcare Transversal Research
    Group, Institut d'Investigacions
    Biomèdiques August Pi i Sunyer
    (IDIBAPS), Barcelona
Primary Care Centre Comte Borrell,
    Consorci d'Atenció Primària de
    Salut Barcelona Esquerra (CAPSBE),
    Barcelona

Ricardo Gómez de la Torre
Facultativo especialista de Área
Unidad de Enfermedades Autoinmunes
Unidad de Gestión Clínica de Medicina
    Interna
Hospital Universitario Central de Asturias
Oviedo

Andrés González-García
UEAS, Servicio de Medicina Interna
Hospital Ramón y Cajal
Madrid

Borja del Carmelo Gracia Tello
Servicio de Medicina Interna, Unidad
    de Enfermedades Autoinmunes
Hospital Clínico Lozano Blesa
Zaragoza

Fernanda Hernández
Programa multidisciplinar de Sarcoidosis
Servicio de Neumología, Hospital Clínic
IDIBAPS. Universidad de Barcelona (UB)
Barcelona

Gabriela Hernández Molina
Departamento de Inmunología
 y Reumatología
Instituto Nacional de Ciencias Médicas
 y Nutrición Salvador Zubirán
México DF (México)

Belchin Kostov
Primary Healthcare Transversal Research
 Group, Institut d'Investigacions
 Biomèdiques August Pi i Sunyer
 (IDIBAPS), Barcelona
Department of Statistics and Operations
 Research, Universitat Politècnica
 de Catalunya (UPC)
Barcelona

Marta Llabrés
Programa multidisciplinar de Sarcoidosis
Servicio de Neumología, Hospital Clínic
IDIBAPS. Universidad de Barcelona (UB)
Barcelona

Miguel López-Dupla
Servicio de Medicina Interna
Hospital Universitari Joan XXIII
Tarragona

Borja de Miguel Campo
Servicio de Medicina Interna
Hospital 12 de Octubre
Madrid

César Morcillo Serra
Unidad de Enfermedades Autoinmunes
 Sistémicas
Servicio de Medicina Interna
Hospital CIMA-Sanitas
Barcelona

María África Muxí Pradas
Servicio de Medicina Nuclear, CDIC
Hospital Clínic. Universidad
 de Barcelona (UB)
Barcelona

María Nazarena Pizzi
Cardiología Nuclear
Hospital Universitari Vall d´Hebron.
 Universidad Autónoma de Barcelona
 (UAB)
Barcelona

Lucio Pallarés Ferreres
UEAS, Servicio de Medicina interna
Hospital Universitari Son Espases
Palma de Mallorca

Roberto Pérez-Álvarez
Servicio de Medicina Interna
Hospital Alvaro Cunqueiro
Vigo
Coordinador de la Línea de
 Investigación en Sarcoidosis
Grupo de Estudio de Enfermedades
 Autoinmunes (GEAS)
Sociedad Española de Medicina Interna
 (SEMI)

Merche Pérez-Conesa
UEAS, Servicio de Medicina Interna
Hospital Universitario Miguel Servet
Zaragoza

Patricia Pérez Guerrero
Servicio de Medicina Interna
Hospital Universitario Puerta del Mar
Cádiz

Marta Pérez de Lis Novo
Servicio de Anestesiología
CHUAC - Complejo Hospitalario
    Universitario de A Coruña
La Coruña

Manuel Ramos-Casals
Servicio de Enfermedades Autoinmunes,
    ICMiD, Hospital Clínic
Barcelona
Laboratory of Autoimmune Diseases
    Josep Font, IDIBAPS-CELLEX
Barcelona
Facultad de Medicina y Ciencias de la
    Salud, Universidad de Barcelona (UB)
Barcelona

Javier Rascón
UEAS, Servicio de Medicina Interna
Hospital Universitari Son Espases
Palma de Mallorca

Gloria de la Red Bellvis
Servicio de Medicina Interna
Hospital del Esperit Sant
Santa Coloma de Gramenet, Barcelona

Soledad Retamozo
Instituto de Investigaciones en Ciencias
    de la Salud (INICSA), Universidad
    Nacional de Córdoba (UNC),
    Consejo Nacional de Investigaciones
    Científicas y Técnicas (CONICET)
Córdoba (Argentina)
Instituto Universitario de Ciencias
    Biomédicas de Córdoba (IUCBC)
Córdoba (Argentina)

Ángel Robles-Marhuenda
Servicio de Medicina Interna
Hospital La Paz
Madrid

Rosana Rouco Esteves Marques
Unidad de Enfermedades Autoinmunes
    Sistémicas
Servicio de Medicina Interna
Hospital CIMA-Sanitas
Barcelona

María de las Mercedes Ruiz Brunner
Escuela de Nutrición
Facultad de Ciencias Médicas,
    Universidad Nacional de Córdoba
    (UNC)
Córdoba (Argentina)
Instituto de Investigaciones en Ciencias
    de la Salud (INICSA), Universidad
    Nacional de Córdoba (UNC),
    Consejo Nacional de Investigaciones
    Científicas y Técnicas (CONICET)
Córdoba (Argentina)

Marcelo Sánchez
Servicio de Radiodiagnóstico, CDIC
Hospital Clínic. Universidad
    de Barcelona (UB)
Barcelona

Jacobo Sellarés
Programa multidisciplinar de Sarcoidosis
Servicio de Neumología, Hospital Clínic
IDIBAPS. Universidad de Barcelona
Barcelona
Centro de Investigación Biomédica
    En Red-Enfermedades Respiratorias
(CibeRes, CB06/06/0028)

Antoni Sisó-Almirall
Primary Healthcare Transversal Research
    Group, Institut d'Investigacions
    Biomèdiques August Pi i Sunyer
    (IDIBAPS), Barcelona
Primary Care Centre Les Corts,
    Consorci d'Atenció Primària de
    Salut Barcelona Esquerra (CAPSBE),
    Barcelona
Faculty of Medicine and Health
    Sciences, University of Barcelona
    (UB)
Barcelona

Prólogo

Y por fin llega el instante en el que alguien te dice que tu diagnóstico es sarcoidosis. Y después de mucho tiempo, meses, incluso años, peregrinando entre distintas consultas y pruebas médicas; tratando se ponerle nombre a esa enfermedad que te va anulando poco a poco, que te roba la vida, el poco aire que te queda en el cuerpo y lo peor, las ganas de vivir. Y respiras aliviado porque la probabilidad de que fuera un tumor ha desaparecido. Es *sarcoidosis,* qué palabra más fea, a pesar de que nunca la habías escuchado. Y te vuelves a hundir, cuando llegas a casa y la información que te han dado sobre ella es casi nula. Pastillas, más volantes para visitas a otros especialistas, y tu cabeza bombardeada por mil y una preguntas, a las que no tienes respuestas y no sabes a quién acudir.

Por esa misma situación, pasaron «cuatro locos» que decidieron darle visibilidad a esa enfermedad. Para que dejaras de temerle a *doña Sarcoidosis,* y la tuteases. A hacer de la «sarco», una compañera de viaje, de vida, aunque la mirases de reojo sin perderla jamás de vista. Y descubres, gracias a esa asociación, que hay más pacientes como tú. Y te tranquiliza, porque tienes información sobre lo que te ocurre. Sientes que puedes expresarte, que serás comprendido y que tu «sarco», poco a poco va siendo más familiar y haciéndose visible como enfermedad poco frecuente, gracias al impulso inicial de esos cuatro locos, quienes crearon ANES, la Asociación Nacional de Enfermos de Sarcoidosis. Y en ese cuarteto, se encontraba Mariola Grunwald, quien siempre se regodeaba de estar en la vida de prestado debido al avance de su enfermedad y de alguna más que la achuchaba. Luchadora incansable, decidió volcarse por completo en la asociación, y gritar a pleno pulmón que existíamos, que estábamos aquí. Y justo fueron sus pulmones, los que casi no funcionaban, aquellos que nos la arrebataron una fría mañana de principios de la primavera de 2019.

Pero lo que la «sarco» no sabe es que ahora somos un regimiento de locos, entre pacientes, médicos y científicos, los que vamos a ir a por ella y tratar de descubrir todos sus secretos. Porque ya no le tenemos miedo.

Por Mariola, y por todos y cada uno de los pacientes que se fueron silenciosamente.

Patricia Nogueira
Asociación Nacional de Enferm@s con Sarcoidosis (ANES)

Avances en sarcoidosis

Capítulo 1

Etiología y epidemiología

B. Kostov,[1] L. Gené Huguet,[2] N. Acar-Denizli,[3] R.P. Baughman,[4] A. Sisó-Almirall[5]

[1] Primary Healthcare Transversal Research Group, Institut d'Investigacions Biomèdiques August Pi i Sunyer (IDIBAPS), Barcelona (Spain)
Department of Statistics and Operations Research, Universitat Politècnica de Catalunya, Barcelona (Spain)

[2] Primary Healthcare Transversal Research Group, Institut d'Investigacions Biomèdiques August Pi i Sunyer (IDIBAPS), Barcelona (Spain)
Primary Care Centre Comte Borrell, Consorci d'Atenció Primària de Salut Barcelona Esquerra (CAPSBE), Barcelona (Spain)

[3] Department of Statistics, Faculty of Science and Letters, Mimar Sinan Fine Arts University, Istanbul (Turkey)

[4] University of Cincinnati Medical Center, Department of Medicine, Cincinnati, OH (USA)

[5] Primary Healthcare Transversal Research Group, Institut d'Investigacions Biomèdiques August Pi i Sunyer (IDIBAPS), Barcelona (Spain)
Primary Care Centre Les Corts, Consorci d'Atenció Primària de Salut Barcelona Esquerra (CAPSBE), Barcelona (Spain)
Faculty of Medicine and Health Sciences, Universitat de Barcelona, Barcelona (Spain)

Dirección para correspondencia
Belchin Kostov
badriyan@clinic.cat

Sinopsis

La sarcoidosis es una enfermedad autoinmune sistémica de etiología desconocida que afecta principalmente a adultos jóvenes de entre 20 y 50 años. Su presentación clínica es heterogénea, aunque está claramente dominada por la afectación torácica. Epidemiológicamente, la sarcoidosis es una enfermedad rara con una influencia significativa de la etnicidad y los factores ambientales que desempeñan un papel clave en la expresión fenotípica de la misma. En particular, los tres órganos más frecuentemente afectados (los pulmones, la piel y los ojos) están continuamente en contacto directo con el ambiente externo. Este capítulo actualiza los principales factores étnicos y geoepidemiológicos que desempeñan un papel clave en esta enfermedad rara. La sarcoidosis muestra variaciones geográficas y raciales en la presentación clínica. Demuestra una tendencia familiar y asociaciones claras de genotipos. Además, parece agruparse dentro de poblaciones estrechamente asociadas (por ejemplo, compañeros de trabajo) y parece estar relacionada con ocupaciones seleccionadas y exposiciones ambientales. Existen varios fenotipos clínicos con asociaciones genéticas específicas que influyen en la susceptibilidad, la protección y la progresión clínica de la enfermedad. Los factores ocupacionales y ambientales, además de elementos microbianos, pueden influir en el desarrollo de la enfermedad, creando una respuesta inflamatoria sostenida que tiene como resultado final la formación del granuloma patognomónico. Existen múltiples factores que parecen influir en la etiología de la sarcoidosis, muchos de ellos aún en estudio y en discusión de expertos, por lo que esta enfermedad se describe con frecuencia como un enigma clínico.

1   Etiología

La sarcoidosis se caracteriza por el desarrollo de granulomas de células epitelioides no caseificantes en uno o más órganos y tejidos. El órgano más afectado es el pulmón en más del 90 % de los casos, seguido de los ganglios linfáticos, la piel y los ojos. Aunque la sarcoidosis es una enfermedad sistémica que se describió por primera vez hace más de un siglo, los determinantes etiológicos que la causan aún son desconocidos. Los estudios sugieren que los factores genéticos, inmunitarios del huésped y ambientales interactúan entre sí para causar la enfermedad; aunque aún hay falta de consenso sobre su etiología.

La formación de granulomas es la respuesta patológica ante un material antigénico con el objetivo de crear una barrera para aislarlo de un posible daño al organismo. En la sarcoidosis, los granulomas de células epitelioides están asociados con una respuesta inflamatoria local y sistémica con la activación de ambas inmunidades. La inmunidad innata da respuesta con células fagocíticas que expresan receptores como los *toll-like receptors* (TLR) para sumergir el material antigénico. Esta interacción induce la expresión del factor de necrosis tumoral (TNF) y otras citocinas proinflamatorias. Las proteínas antigénicas son presentadas a la superficie de las células MHC clase I o II para inducir la respuesta de las células T. Múltiples estudios sugieren evidencia de una fuerte asociación con quimiocinas T *helper* 1 (Th1) con alta expresión del interferón gamma (IFNγ), IL-12 e IL-18. La respuesta con Th17 también ha sido sugerida en varios estudios. A pesar de que los modelos experimentales demuestran un papel importante de TNF, IL-2, y otras citocinas proinflamatorias en la formación del granuloma, estos mediadores no son específicos de una enfermedad predominantemente Th1 como es la sarcoidosis, ya que intervienen también en la formación de granulomas en otras enfermedades infecciosas como la esquistosomiasis (Th2) y la tuberculosis (Th1). Finalmente se produce la fibrosis, la cual es consecuencia de una inflamación crónica no tratada debido a una respuesta inadecuada de la célula T reguladora, que no es suficiente para suprimir la sobreexpresión de TNF o IFNγ.

La influencia genética también ha sido estudiada. La asociación genética con más riesgo de desarrollo de sarcoidosis es en la región MHC del cromosoma 6. Los genes de MHC desarrollan un papel importante en la presentación y regulación de la inmunidad adaptativa. Las predisposiciones genéticas halladas han sido los siguientes fenotipos: HLA-DRB1*0301 en la sarcoidosis aguda, HLA-DQB1*0201-DRB1*0301 en la enfermedad en remisión, DQB1*0602-DRB1*150101 en la enfermedad crónica activa y HLA-DRB1*11 en las manifestaciones extrapulmonares. En los europeos, DRB1*03:01 tiene una fuerte asociación con un mayor riesgo de enfermedad pero también con la resolución de la enfermedad. Los estudios sobre la expresión del receptor de células T en la sarcoidosis muestran una expansión oligoclonal de células T αβ-positivas en respuesta al antígeno específico presentado por el CMH, lo que probablemente refleja la respuesta reguladora anormal de las células T, la alteración de la señalización en la inmunidad innata mediada por TLR2 y la sobreexpresión de citocinas proinflamatorias (TNF, IL-17, IL-6 e IL-1).

Los factores ambientales desempeñan un papel clave en la expresión de la enfermedad fenotípica de la sarcoidosis, ya que los tres órganos afectados con mayor frecuencia (los pulmones, la piel y los ojos) están en contacto directo con el entorno externo. Los factores de riesgo personal deben agregarse a la geolocalización y la etnicidad como factores clave para modular la frecuencia y la expresión clínica. Las exposiciones ocupacionales son uno de los factores personales más sólidos reportados. El riesgo de sarcoidosis se incrementa en las personas que trabajan en la agricultura, relacionadas con el agua, construcción, maquinado de metales, actividades de educación y salud, y se reduce en las personas que trabajan en trabajos relacionados con el cuidado personal. La influencia del entorno local/regional, incluido el clima y las industrias locales predominantes, también puede ser un factor modulador. Los estudios han confirmado picos estacionales de incidencia de sarcoidosis según un gradiente geográfico oeste-este (meses de finales de invierno o precoces de la primavera).

Por otro lado, estudios de varios grupos implican a organismos micobacterianos en la etiología de la sarcoidosis en base a análisis de tejidos y respuestas inmunológicas en pacientes con la enfermedad. Un metaanálisis publicado entre 1980 y 2006 concluyó que un 26 % de tejido de sarcoidosis tenía presencia de ácido nucleico micobacteriano. En un estudio más reciente de China hallaron una prevalencia menor de DNA micobacteriano detectado por PCR en tejido con sarcoidosis respecto a tejido con tuberculosis ($p < 0,001$). Dos estudios demuestran la presencia de anticuerpos circulantes contra extractos de micobacterias en pacientes con sarcoidosis. Más recientemente, Drake *et al.*

demostraron que los pacientes con sarcoidosis tienen respuesta inmunitaria contra los antígenos de micobacterias frente a ESAT-6, CFP-10, antígen 85A y superóxido dismutasa. A pesar de ello, no hay consenso sobre la naturaleza de una patogénesis microbiana de la sarcoidosis. Algunos grupos postulan que es causada por una infección activa y replicante, mientras que otros grupos sostienen que no existe evidencia clínica, patológica o microbiológica de tal mecanismo patógeno.

2   Prevalencia e incidencia

Las tasas más altas de prevalencia e incidencia se reportan en el norte de Europa, Estados Unidos y la India. La incidencia estimada en Europa oscila entre 1 y 15 casos por cada 100.000 habitantes, con tasas significativamente más altas en los países del norte. En la serie más grande reportada en Estados Unidos, la tasa de incidencia más alta se registró en los afroamericanos (17,8 por cada 100.000 habitantes) en comparación con los caucásicos, los hispanos y los asiáticos (8,1, 4,3 y 3,2, respectivamente). Se han informado diferencias similares para la prevalencia, siendo la tasa de prevalencia entre 64 y 141 para los afroamericanos, entre 7 y 50 para los caucásicos, 22 para los hispanos y 19 para los asiáticos por cada 100.000 habitantes. Fuera de Estados Unidos, las personas de India que viven en Londres o Singapur tuvieron las tasas de incidencia más altas y las de los países de Asia oriental que viven en Estados Unidos o Singapur las tasas más bajas en comparación con las otras etnias que viven en las mismas áreas geográficas. En las cohortes multiétnicas de Londres, con una distribución étnica diferente a las cohortes de Estados Unidos, las tasas más altas se registraron en las personas que provienen de Indias Occidentales (incidencia de 58, prevalencia de 183 casos por cada 100.000 habitantes) y de Irlanda (incidencia de 21, prevalencia de 155) en comparación con personas nacidas en el Reino Unido (incidencia de 4, prevalencia de 27). Según un estudio realizado en Ciudad del Cabo, la prevalencia de sarcoidosis entre las personas de raza negra fue de 232 por 100.000 habitantes en comparación con los caucásicos (3,7) y la raza mixta (11,6), mientras que otro estudio determinó una incidencia anual de 0,56 por 100.000 habitantes en Singapur, con cifras claramente diferenciadas por gente de India (4,57), Malasia (1,30) y China (0,23).

3 Edad y sexo

La sarcoidosis afecta a ambos sexos pero con un ligero predominio de mujeres y se diagnostica principalmente en la cuarta y quinta década de la vida, con una edad media en el momento del diagnóstico de 41 años y siendo 52 % de las afectadas las mujeres. Se ha demostrado que existen diferencias significativas entre las tres áreas geográficas principales (Estados Unidos, Europa y Asia), especialmente en la distribución por género. El mayor porcentaje de mujeres se informó en estudios asiáticos (65 %) y el más bajo en los europeos (49 %), mientras que la edad más joven en el momento del diagnóstico se encontró en los estudios que provienen de Estados Unidos (39,8 años). Se ha visto que la etnia puede ser un factor que puede influir en la edad media en el momento del diagnóstico y también en la proporción de género, según lo han informado varios estudios estadounidenses. Según estos estudios, los pacientes afroamericanos desarrollaron los primeros síntomas relacionados con la sarcoidosis a una edad más temprana que los caucásicos. Además, una mayor frecuencia de pacientes afroamericanos incluidos en una cohorte se ha asociado a un mayor porcentaje de mujeres afectadas por sarcoidosis, mientras que una mayor frecuencia de pacientes caucásicos se asoció con un mayor porcentaje de hombres. Se observa un gradiente geográfico para la proporción de género en estudios de países ubicados entre las latitudes 30 y 45 (países del Mediterráneo, Japón y el sur de Estados Unidos), en los que dos tercios de los pacientes con sarcoidosis son mujeres, mientras que en el norte de Europa y en la India, más de la mitad de los pacientes con sarcoidosis son hombres.

4 Etnia

Aunque la sarcoidosis afecta a todas las etnias, se reporta con mayor frecuencia en los caucásicos. Se ha visto que cuanto mayor es la frecuencia de pacientes caucásicos en una cohorte, mayor es la frecuencia de varones afectados (figura 1.1). Existen grandes variaciones en cuanto a etnia, la expresión epidemiológica y clínica, aunque las diferencias deben evaluarse siempre teniendo en cuenta las diferencias socioeconómicas que podrían modificar el nivel de exposición a las toxinas ambientales potenciales.

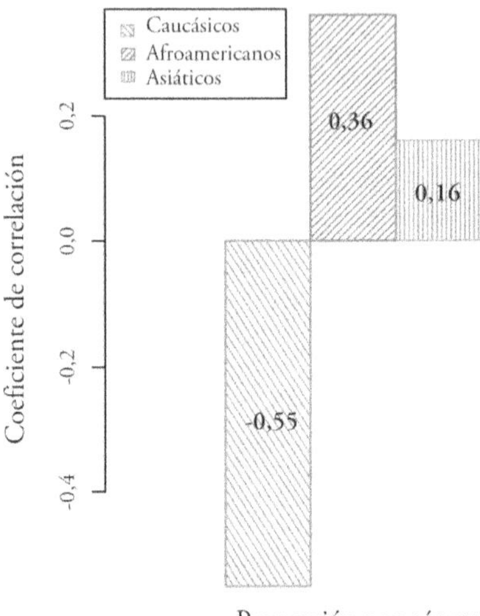

Figura 1.1. Asociación entre etnia y género en los pacientes con sarcoidosis. Los valores se representan como coeficientes de correlación de Spearman calculados considerando los porcentajes de diferentes grupos étnicos y la proporción de mujeres en las grandes series (> 100 casos), informadas en el Pubmed de pacientes con sarcoidosis.

La expresión de la sarcoidosis según la etnicidad se informó por primera vez en la década de los años sesenta. Los estudios más relevantes que se han llevado a cabo han informado de una expresión clínica diferente cuando se comparan entre diferentes etnias (figura 1.2). Los estudios realizados en Estados Unidos que compararon las dos etnias predominantes (los afroamericanos y los caucásicos) informaron de una mayor frecuencia de estadios radiológicos avanzados de sarcoi-

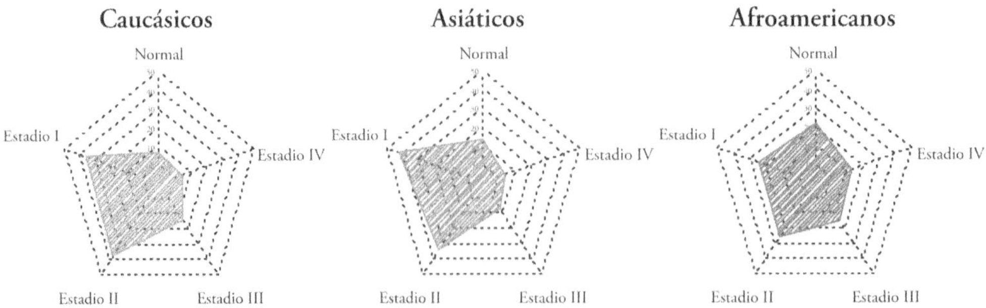

Figura 1.2. Frecuencia de los estadios radiológicos en el diagnóstico de grandes series (> 100 casos), informadas en el Pubmed agrupados según la etnia predominante (> 80 % de los pacientes incluidos).

dosis como un mayor número de órganos afectados en pacientes afroamericanos comparados con pacientes caucásicos.

Un peor pronóstico de la enfermedad con respecto a su gravedad y la mortalidad ha sido observado en pacientes afroamericanos en comparación a pacientes caucásicos. Pocos han sido estudios que han comparado el fenotipo clínico de la sarcoidosis en países con diferentes distribuciones étnicas. Uno de estos pocos estudios realizados encontró una edad media más baja en el diagnóstico, una mayor frecuencia de afección ocular, un estadio radiográfico normal, y una menor frecuencia del síndrome de Löfgren en pacientes japoneses comparado con pacientes finlandeses.

En España, un estudio reciente informó de que los pacientes nacidos fuera de España tenían una mayor frecuencia de sintomatología musculoesquelética, afección pulmonar y afección ocular en comparación con los pacientes nacidos en España.

5 Geolocalización

Geográficamente, la sarcoidosis se ha reportado de forma mucho más frecuente en el hemisferio norte, con un 96 % de los estudios procedentes de los países del norte (figura 1.3). Sin embargo, no se puede descartar un sesgo potencial sobre las cifras no reportadas en los países del sur.

Por continente, hay una clara diferenciación norte-sur en la prevalencia e incidencia de la sarcoidosis en Europa, con tasas de incidencia hasta 15 veces mayores en el norte (especialmente en Suecia) en comparación con los países mediterráneos. Además, varios estudios han informado de un gradiente geográfico dentro de los países, siendo la sarcoidosis más frecuente en las regiones del norte de Suecia, Noruega, Italia y Japón. Otros estudios han reportado una prevalencia más baja en las regiones orientales de Dinamarca comparadas con las regiones occidentales, mientras que los estudios más amplios en Estados Unidos informaron de una prevalencia más alta en el medio oeste y noreste, y una prevalencia más baja en el oeste. Además, se observa que la longitud de la ciudad influye en la frecuencia de la enfermedad pulmonar, fibrosis pulmonar (figura 1.4) y afecciones cutáneas y neurológicas (cuanto más al oeste, más alta es la frecuencia).

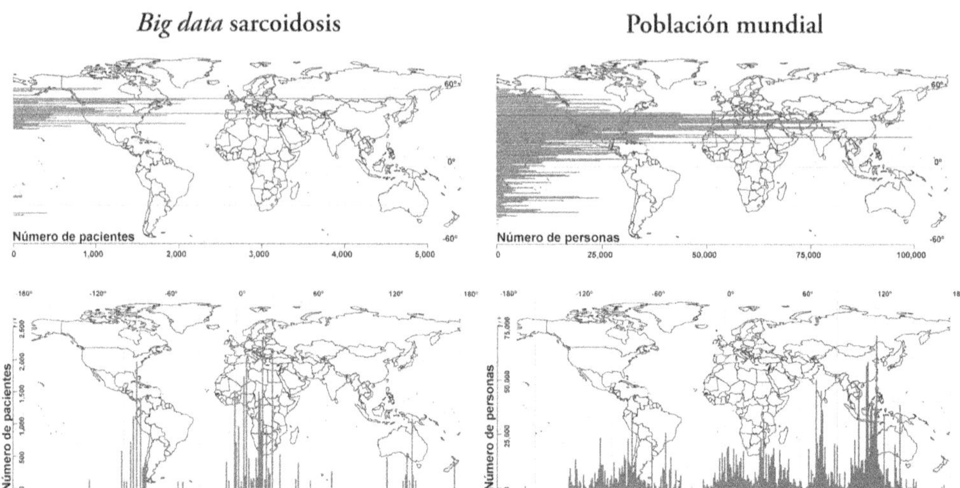

Figura 1.3. Distribución mundial del total de pacientes informados en las grandes series (> 100 casos), informadas en el Pubmed de pacientes con sarcoidosis, acumulada de acuerdo con la latitud y la longitud de la ciudad donde se realizó el estudio (n = 31,233). Esta distribución se comparó con la población mundial de referencia (datos de las Naciones Unidas, 2014). El eje horizontal muestra la suma de toda la población en cada grado de latitud y el eje vertical muestra la suma de toda la población en cada grado de longitud.

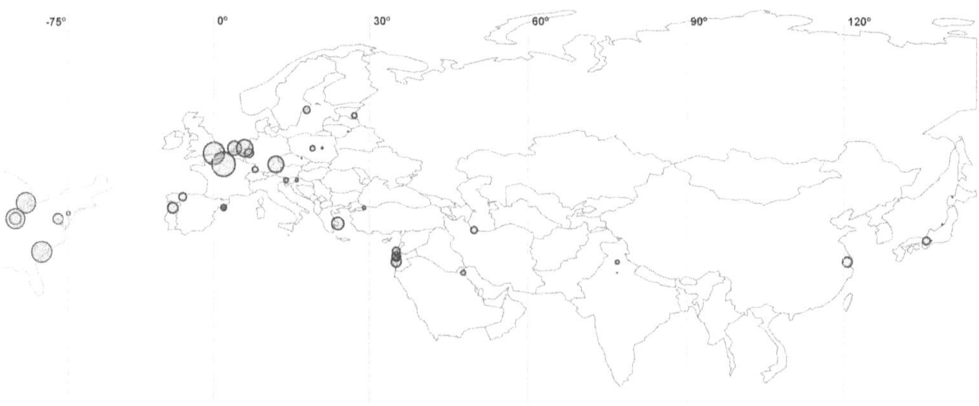

Figura 1.4. Influencia de la longitud de la ciudad en la frecuencia de fibrosis pulmonar en los estudios europeos, estadounidenses y asiáticos: cuanto más al oeste es la ciudad, mayor es la tasa (coeficiente de correlación = –0,45). Los tamaños de los círculos son proporcionales a la frecuencia de la fibrosis pulmonar. La proporcionalidad se calculó como la raíz cuadrada de la relación entre la frecuencia en la ciudad correspondiente y la frecuencia máxima entre todas las ciudades. El radio más grande de los círculos fue de 0,4 cm. Téngase en cuenta que, para facilitar la representación, se manipuló la escala del mapa original, con ciudades de Estados Unidos ubicadas cerca de la costa europea.

El clima regional también es un factor clave tradicionalmente vinculado a la variación anual en la frecuencia de la sarcoidosis. El análisis de 16 estudios en los que se detalló la aparición estacional de sarcoidosis muestra que los picos estacionales de los casos pueden verse influidos por la geolocalización. Cuanto más lejos esté el área del Ecuador, más frecuente será el pico de aparición de la enfermedad en los meses de invierno (norte de Estados Unidos, norte de Europa, Nueva Zelanda). La menor incidencia, con diferencia, se reporta en otoño.

Varios estudios han evaluado la influencia de vivir en áreas rurales, a menudo vinculando a poblaciones de baja densidad y actividades predominantemente agrícolas. Se encontró una asociación inversa significativa entre la densidad de población y la frecuencia de sarcoidosis en Suiza, mientras que en Suecia, las tasas de prevalencia más altas se registraron en las áreas menos densamente pobladas del noroeste. En Estados Unidos, el estudio ACCESS encontró un riesgo reducido en las personas que vivían en zonas residenciales en los tres años anteriores al estudio. No se ha encontrado asociación significativa con la densidad de población en otros estudios.

6 Exposiciones ambientales

El entorno personal parece influenciar en la frecuencia y expresión clínica de la sarcoidosis. Los principales estudios epidemiológicos sugieren una influencia clave de las exposiciones ambientales relacionadas con el área de residencia, el lugar de trabajo, el hogar, el estilo de vida y el estado socioeconómico. Estudios recientes han examinado la relación entre el riesgo de sarcoidosis y las industrias locales. Un estudio suizo informa de una mayor frecuencia de la enfermedad en personas que viven en áreas con altas tasas de agricultura y metalurgia y en aquellas que viven en áreas con una alta densidad de empresas de suministro de agua y fábricas de transporte aéreo. Otros factores ambientales, como la calidad del aire y la contaminación, han sido poco estudiados.

Los primeros informes de una posible influencia del lugar de trabajo para modificar el riesgo de sarcoidosis se produjeron en la década de los sesenta. Varios estudios han reportado una estrecha asociación entre la sarcoidosis y las ocupaciones relacionadas con la agricultura, incluidas las personas que trabajan en el campo y que están involucradas en la crianza de aves o desmotado de algodón, y las que están expuestas a polvo orgánico/vegetal o insecticidas. Otra asociación sólida reportada por la mayoría de los estudios es el alto riesgo que se encuentra en las ocupaciones con contacto directo o indirecto con el agua, incluidos los trabajos en ambientes de trabajo con moho y humedad. El riesgo de sarcoidosis en personas expuestas ocupacionalmente a metales es controvertido. Por un lado, varios estudios han reportado un mayor riesgo en las personas que trabajan en el mecanizado de metales y en la fabricación/montaje de automóviles. Por otro lado, se ha reportado un riesgo reducido en trabajadores expuestos a polvo metálico que también tienen un bajo riesgo de enfermedad extrapulmonar.

Trabajar como educadores se ha relacionado con un mayor riesgo de desarrollar sarcoidosis, especialmente en las escuelas primarias y secundarias. Un análisis de los certificados de defunción de Estados Unidos encontró una tasa más alta de mortalidad relacionada con la sarcoidosis en docentes y trabajadores de la salud.

Finalmente, se ha reportado un mayor riesgo de sarcoidosis en personas que viven con aire acondicionado central y en aquellas que utilizan estufas de carbón/leña, chimeneas, humidificadores o suministros de agua no públicos. Varios estudios muestran un riesgo diferenciado en personas que trabajan en determinadas profesiones con una exposición común a determinados factores ambientales, lo que sugiere la necesidad de considerar factores adicionales (personales y ambientales) en diferentes combinaciones y/o en diferentes niveles de exposición. La naturaleza heterogénea de cómo se combinan los factores ambientales y personales en una persona específica puede ayudar a explicar por qué el mismo factor aumenta o reduce el riesgo bajo la influencia de las características epidemiológicas personales.

7 Estilos de vida y factores socioeconómicos

Los factores determinantes del estilo de vida también influyen en la frecuencia y expresión clínica de la sarcoidosis, siendo el tabaquismo el factor más frecuentemente investigado. No obstante, la asociación con el tabaquismo parece estar influenciada por factores geográficos. La mayoría de los estudios de casos y controles de Estados Unidos y Europa han informado sistemáticamente sobre una relación inversa entre el hábito de fumar y la tasa de sarcoidosis. Sin embargo, los resultados son bastante diferentes en Asia, donde no se encontraron diferencias significativas en la India, mientras que en pacientes japoneses con sarcoidosis se informó una mayor prevalencia de tabaquismo en todos los grupos de edad (excepto los hombres de 30 años). Dos estudios recientes estadounidenses informaron de una asociación estrecha entre la sarcoidosis y la obesidad.

Por su parte, los principales estudios epidemiológicos han reportado algunas actividades de ocio como factores de protección, como tener tanques de peces o gatos en el hogar, observación/mantenimiento de aves, exposición a piscinas cubiertas/jacuzzis, exposición a la reparación de automóviles/camiones o ser voluntarios del hospital. Un estudio ha evaluado la asociación entre el consumo de alcohol y el riesgo de sarcoidosis, con resultados negativos. Varios estudios han estudiado la relación entre los factores socioeconómicos y el riesgo de sarcoidosis. Se observó que la influencia de los niveles educativos sobre el riesgo de desarrollar sarcoidosis varía de un país a otro. En Suecia, las tasas de incidencia más bajas se registraron entre las personas mejor educadas, en cambio en la India, la sarcoidosis se informó con mayor frecuencia en personas con mayores niveles de educación e ingresos. En Brasil, no se encontró asociación entre los niveles educativos y la sarcoidosis.

8 Conclusiones

La sarcoidosis es una de las enfermedades sistémicas con mayor influencia de los factores geoepidemiológicos en la frecuencia y expresión fenotípica. La etnicidad contribuye a explicar las variaciones significativas en la frecuencia, la expresión epidemiológica y clínica. Geográficamente, el 96 % de las cohortes reportadas, incluidos al menos 100 casos, son de países ubicados en hemisferio norte, con un claro grado de incidencia norte-sur en la incidencia y prevalencia de la enfermedad en Europa.

Los factores de riesgo personales deben agregarse a la geolocalización y al origen étnico como actores clave en la modulación de la epidemiología y la expresión clínica de la sarcoidosis. Uno de los factores personales más sólidos reportados es la influencia de trabajos potencialmente relacionados con exposiciones ocupacionales específicas. El riesgo de sarcoidosis aumenta en las personas que trabajan en empleos directamente relacionados con la agricultura, el agua, la construcción, el mecanizado de metales, la educación y la salud. Varios estudios han reportado altas tasas de casos nuevos en personas que viven en áreas en las que la agricultura, el metal, el agua y las instalaciones de transporte son las industrias predominantes. Siguiendo un patrón similar al reportado para las asociaciones ocupacionales, las personas que viven en una granja y las que viven en la costa también tienen tasas más altas de enfermedades. Factores personales asociados con un bajo riesgo de desarrollar sarcoidosis incluyen la exposición al cigarrillo (excepto en personas asiáticas), exposiciones personales en el hogar y algunas actividades recreativas.

La investigación geoepidemiológica futura debe centrarse en evaluar los efectos combinados de las exposiciones ambientales y los factores genéticos, la identificación de conglomerados de exposiciones conducidas geográficamente, y la cuantificación de todas las exposiciones personales (grado de combinación, duración y nivel de exposición).

Bibliografía recomendada

Baughman RP, Field S, Costabel U, Crystal RG, Culver DA, Drent M, *et al.* Sarcoidosis in America. Analysis based on health care use. Ann Am Thorac Soc 2016; 13 (8): 1244-52.

Benatar SR. Sarcoidosis in South Africa. A comparative study in Whites, Blacks and coloureds. S Afr Med J 1977; 52 (15): 602-6.

Brito-Zerón P, Acar-Denizli N, Sisó-Almirall A, Bosch X, Hernández F, Vilanova S, *et al.* The burden of comorbidity and complexity in sarcoidosis: impact of associated chronic diseases. Lung 2018; 196 (2): 239-48.

Brito-Zerón P, Kostov B, Baughman RP, Ramos-Casals M. Geoepidemiology of sarcoidosis. En: Baughman RP, Valeyre D, eds. Sarcoidosis. Philadelphia: Elsevier; 2019. p. 1-21.

Brito-Zerón P, Kostov B, Superville D, Baughman RP, Ramos-Casals M. Geoepidemiological big data approach: geographical and ethnic determinants. Clin Exp Rheumatol 2019 (en prensa).

Brito-Zerón P, Sellarés J, Bosch X, Hernández F, Kostov B, Sisó-Almirall A, *et al.* Epidemiologic patterns of disease expression in sarcoidosis: age, gender and ethnicity-related differences. Clin Exp Rheumatol 2016; 34 (3): 380-8.

Chapman JS. Mycobacterial and mycotic antibodies in sera of patients with sarcoidosis. Results of studies using agar double-diffusion technique. Ann Intern Med 1961; 55: 918-24.

Chen ES, Moller DR. Etiologies of Sarcoidosis. Clin Rev Allergy Immunol 2015; 49 (1): 6-18.

Deubelbeiss U, Gemperli A, Schindler C, Baty F, Brutsche MH. Prevalence of sarcoidosis in Switzerland is associated with environmental factors. Eur Respir J 2010; 35 (5): 1088-97.

Drake WP, Dhason MS, Nadaf M, Shepherd BE, Vadivelu S, Hajizadeh R, *et al.* Cellular recognition of Mycobacterium tuberculosis ESAT-6 and KatG peptides in systemic sarcoidosis. Infect Immun 2007; 75 (1): 527-30.

Dubrey S, Shah S, Hardman T, Sharma R. Sarcoidosis: the links between epidemiology and etiology. Postgrad Med J 2014; 90 (1068): 582-9.

Grunewald J, Hultman T, Bucht A, Eklund A, Wigzell H. Restricted usage of T cell receptor V alpha/J alpha gene segments with different nucleotide but identical amino acid sequences in HLA-DR3+ sarcoidosis patients. Mol Med 1995; 1 (3): 287-96.

Gupta D, Agarwal R, Aggarwal AN, Jindal SK. Molecular evidence for the role of micobacteria in sarcoidosis: a meta-analysis. Eur Respir J 2007; 30 (3): 508-16.

Labow TA, Atwood WG, Nelson CT. Sarcoidosis in the American Negro. Arch Dermatol 1964; 89: 682-9.

Liu H, Patel D, Welch AM, Wilson C, Mroz MM, Li L, *et al.* Association between occupational exposures and sarcoidosis: an analysis from death certificates in the United States, 1988-1999. Chest 2016; 150 (2): 289-98.

Moller DR, Rybicki BA, Hamzeh NY, Montgomery CG, Chen ES, Drake W, *et al.* Genetic, Immunologic, and Environmental Basis of Sarcoidosis. Ann Am Thorac Soc 2017; 14 (Suppl 6): S429-S436.

Newman LS, Rose CS, Bresnitz EA, Rossman MD, Barnard J, Frederick M, *et al.* ; ACCESS Research Group. A case control etiologic study of sarcoidosis: environmental and occupational risk factors. Am J Respir Crit Care Med 2004; 170 (12): 1324-30.

Ozyilmaz E, Goruroglu Ozturk O, Yunsel D, Deniz A, Hanta I, Kuleci S, *et al.* Could HLA-DR B1*11 allele be a clue for predicting extra-pulmonary sarcoidosis? Sarcoidosis Vasc Diffuse Lung Dis 2014; 31 (2): 154-62.

Pietinalho A, Ohmichi M, Hirasawa M, Hiraga Y, Lofroos AB, Selroos O. Familial sarcoidosis in Finland and Hokkaido, Japan–a comparative study. Respir Med 1999; 93 (6): 408-12.

Ramos-Casals M, Kostov B, Brito-Zerón P, Sisó-Almirall A, Baughman RP, on behalf of the Autoimmune Big Data Study Group. How the frequency and phenotype of sarcoidosis is driven by environmental determinants. Lung 2019; 197 (4): 427-36.

Reid JD, Chiodini RJ. Serologic reactivity against Mycobacterium paratuberculosis antigens in patients with sarcoidosis. Sarcoidosis 1993; 10 (1): 32-5.

Rybicki BA, Iannuzzi MC. Epidemiology of sarcoidosis: recent advances and future prospects. Semin Respir Crit Care Med 2007; 28 (1): 22-35.

Werner E. Boeck's disease as an occupational disease. Tuberkulosearzt 1959; 13: 780-5.

Zhou Y, Li HP, Li QH, Zheng H, Zhang RX, Chen G, *et al.* Differentiation of sarcoidosis from tuberculosis using real-time PCR assay for the detection and quantification of Mycobacterium tuberculosis. Sarcoidosis Vasc Diffuse Lung Dis 2008; 25 (2): 93-9.

Capítulo 2

Afectación pulmonar

E. Balcells,[1] D. Badenes,[2] A. Caguana[3]

[1] Médico adjunto, Servicio de Neumología del Hospital del Mar
Coordinadora de la Unidad de Enfermedades Pulmonares Intersticiales
Profesora asociada de la Universidad Pompeu Fabra (UPF)
Barcelona

[2] Médico adjunto, Servicio de Neumología del Hospital del Mar
Neumóloga de la Unidad de Enfermedades Pulmonares Intersticiales
Barcelona

[3] Residente de Neumología del Hospital del Mar
Barcelona

Dirección para correspondencia
Eva Balcells
ebalcells@parcdesalutmar.cat

Sinopsis

En más del 90 % de pacientes con sarcoidosis hay afectación del aparato respiratorio, sobre todo de los ganglios linfáticos intratorácicos y parénquima pulmonar, y en menor frecuencia de la vía aérea, vasos pulmonares y pleura. El diagnóstico requiere integrar hallazgos clínicos, radiológicos e histopatológicos y excluir otras enfermedades granulomatosas, o con cuadro clínico-radiológico similar. La evolución es variable, desde la remisión espontánea, en dos tercios de los pacientes, hasta la evolución a sarcoidosis pulmonar avanzada, que implica enfermedad progresiva, y se asocia a fibrosis pulmonar o hipertensión pulmonar y a incremento de la morbimortalidad.

1   Introducción

La sarcoidosis es una enfermedad multisistémica granulomatosa de causa desconocida, que puede afectar a cualquier órgano y en la que la afectación pulmonar ocurre en más del 90 % de pacientes. Afecta a adultos de entre 20 y 40 años, de cualquier raza y grupo étnico.

Este capítulo se centra en las manifestaciones clínicas, radiológicas y anatomopatológicas, así como en el diagnóstico, la evolución y el pronóstico de la sarcoidosis pulmonar, sin profundizar en aspectos epidemiológicos, patogénesis ni tratamiento, que se tratarán en otros capítulos del libro.

2   Manifestaciones clínicas

La presentación clínica de la sarcoidosis pulmonar es muy variable; hay formas asintomáticas, agudas y crónicas. En hasta un 50 % de pacientes se detecta en una radiografía (Rx) de tórax patológica de forma casual. La forma de sarcoidosis aguda es el síndrome de Löfgren que se presenta en semanas o pocos meses, predomina en primavera, y cursa con fiebre, afectación articular o periarticular de tobillo, adenopatías hiliares bilaterales en la Rx de tórax y eritema nodoso; algunos pacientes tienen inflamación periarticular, sin eritema nodoso. Estas formas son frecuentes y tienen buen pronóstico. En las formas crónicas, de inicio insidioso, la evolución es más tórpida. Los síntomas respiratorios, tos, disnea y dolor torácico, se presentan en un 30-50 % de pacientes; la hemoptisis es infrecuente y suele aparecer si hay complicaciones como micetomas y con menos frecuencia por afección endobronquial. Un 20-30 % de pacientes tienen síntomas generales, como fiebre, sudoración nocturna, pérdida de peso y fatiga. El 40 % de los pacientes puede tener síntomas o signos de afectación extrapulmonar, sobre todo cutánea, ocular y de ganglios linfáticos. La exploración física respiratoria a menudo es anodina. Los crepitantes son poco frecuentes y sobre todo se auscultan en sarcoidosis fibrótica; puede haber sibilancias en pacientes con afectación endobronquial. La acropaquia es rara y debería sugerir un diagnóstico alternativo.

3   Anatomía patológica

La presencia de granulomas no caseificantes es el hallazgo característico, aunque no patognomónico de sarcoidosis pulmonar. Los granulomas sarcoideos son compactos, bien delimitados y tienden a confluir; ocasionalmente puede haber pequeñas zonas centrales de necrosis no caseosa. Están formados por macrófagos, células epitelioides y células gigantes multinucleadas, las cuales contienen inclusiones intracitoplásmicas (cuerpos de Schaumann, cuerpos de asteroides y cuerpos birrefringentes de oxalato de calcio); en la periferia hay linfocitos y zonas de fibrosis hialina. Un aspecto clave para el diagnóstico es su distribución perilinfática (peribroncovascular, subpleural y en septos interlobulillares); pueden llegar a invadir la vía aérea y los vasos pulmonares. Estos granulomas pueden remitir o bien evolucionar a fibrosis.

4 Radiología

4.1 Radiografía de tórax

La Rx de tórax es la exploración radiológica inicial ante la sospecha de sarcoidosis y detecta alteraciones en más del 90 % de los pacientes. La sarcoidosis pulmonar se clasifica en estadios según los hallazgos de la Rx de tórax. Esta clasificación no comporta necesariamente progresión de estadios iniciales a más avanzados y aporta información sobre la evolución de la enfermedad. A continuación se describen los cinco estadios radiológicos y sus respectivas frecuencias en el momento del diagnóstico:

- Estadio 0: Rx de tórax normal (5-10 %).
- Estadio I: solo adenopatías hiliares bilaterales con o sin adenopatía paratraqueal derecha (50 %) (figura 2.1A).
- Estadio II: adenopatías hiliares bilaterales y afectación del parénquima pulmonar (25-30 %) (figura 2.1B).
- Estadio III: afectación del parénquima sin afectación ganglionar (10-15 %) (figura 2.1C).
- Estadio IV: fibrosis pulmonar (distorsión parenquimatosa, pérdida de volumen lobar, bullas) (5 %) (figura 2.1D).

4.2 Tomografía computarizada de alta resolución de tórax

Según el documento de consenso sobre sarcoidosis de la American Thoracic Society (ATS), la European Respiratory Society (ERS) y la World Association of Sarcoidosis and Other Granulomatous Disorders (WASOG), la tomografía computarizada de alta resolución (TCAR) de tórax está indicada si los hallazgos clínicos o de la Rx de tórax son atípicos, si hay sospecha de afectación pulmonar y la Rx de tórax es normal, y para detectar complicaciones. La TCAR de tórax se utiliza ampliamente en la práctica clínica habitual, por su mayor sensibilidad, respecto a la Rx de tórax, para detectar afectación intratorácica, porque permite valorar la reversibilidad de las alteraciones radiológicas, y ayuda a seleccionar y guiar las técnicas diagnósticas. La TCAR puede detectar alteraciones no visibles

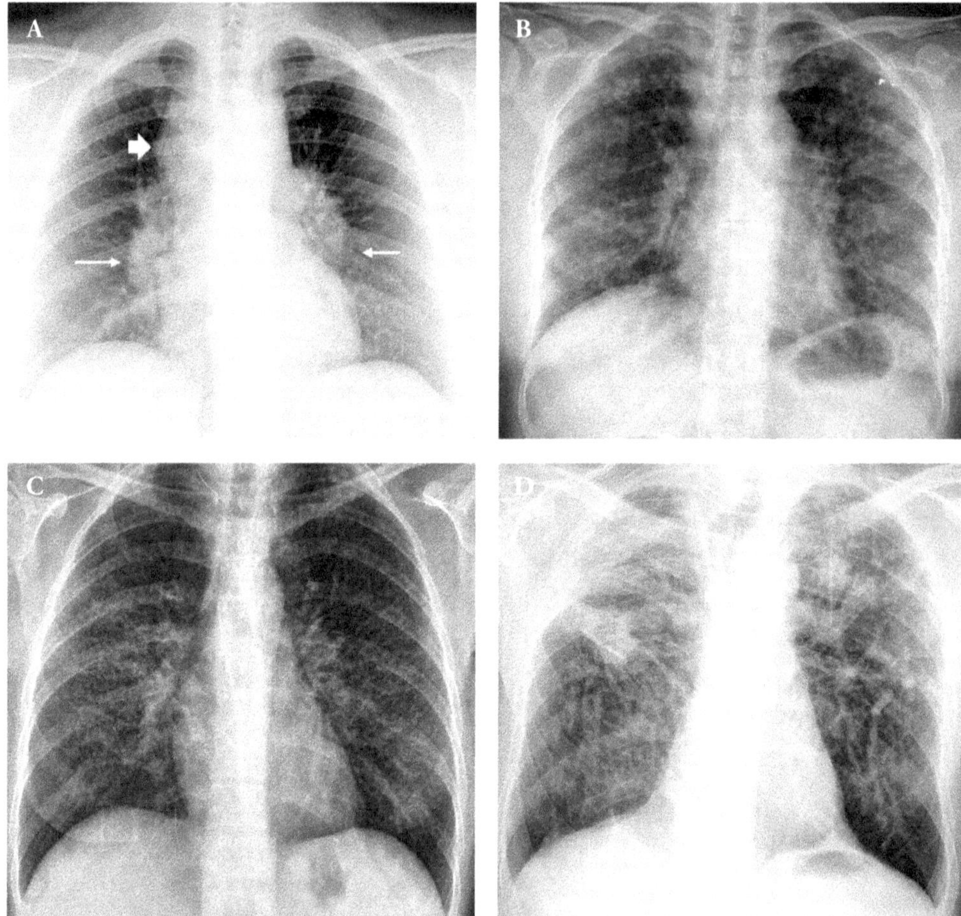

*Figura 2.1. Estadios radiológicos de la sarcoidosis pulmonar. Radiografía de tórax posteroanterior.
A: Mujer de de 43 años con eritema nodoso, fiebre y artritis en tobillos. Adenopatías hiliares bilaterales (flecha)
y paratraqueal derecha (cabeza de flecha) (estadio I). B: Varón de 40 años, con tos y disnea. Adenopatías
hiliares bilaterales y paratraqueal derecha con afectación del parénquima pulmonar (estadio II). C: Mujer de
34 años, con astenia, febrícula y tos. Afectación del parénquima pulmonar en forma de patrón micronodulillar
bilateral y simétrico, sin afectación adenopática intratorácica (estadio III). D: Varón de 55 años, con sarcoidosis
(estadio IV): conglomerados fibrosos bilaterales en lóbulos superiores con marcada pérdida de volumen y
retracción hiliar bilateral; hiperinsuflación e hiperclaridad en bases.*

en la Rx de tórax, tanto a nivel hiliar, en mediastino y parénquima pulmonar, así como definir mejor su patrón y extensión.

El patrón parenquimatoso típico es el patrón micronodular formado por nódulos bien definidos de 2-4 mm de diámetro, bilateral, simétrico, que predomina en campos medios y superiores y tiene una distribución perilinfática (subpleural, peribroncovascular, en cisuras, y menos frecuente en septos interlobulillares) (figura 2.2A); estos micronódulos representan agregados de granulomas, que cuando confluyen forman macronódulos. La afección de los ganglios linfáticos es la manifestación intratorácica más frecuente, y se caracteriza por la presencia de adenopatías hiliares bilaterales simétricas solas o en combinación con adenopatías mediastínicas: paratraqueales derechas e izquierdas, subcarinales, en ventana aortopulmonar y prevasculares. En cambio, la presencia de adenopatías hiliares asimétricas o unilaterales o solo mediastínicas o en territorios como la cadena mamaria interna, paravertebral y retrocrurales, o con necrosis sugiere linfoma y tuberculosis, respectivamente. La calcificación de las adenopatías (amorfa, punteada, en palomitas de maíz o en cáscara de huevo), que se visualiza en un 20 % de pacientes y está relacionada con la duración de la enfermedad, no es específica de sarcoidosis y puede observarse también en tuberculosis y silicosis. Las siguientes alteraciones parenquimatosas se consideran atípicas: patrón en vidrio deslustrado o reticular aislados, nódulos o masas, cavitaciones, y consolidación del espacio aéreo (sarcoidosis alveolar). El «signo de la galaxia», que es la presencia de micronódulos satélite alrededor de nódulos más grandes, es característico de sarcoidosis alveolar.

La TCAR es muy útil para detectar signos de fibrosis, que están presentes hasta en un 20 % de pacientes con sarcoidosis pulmonar; los más frecuentes son opacidades reticulares, distorsión arquitectural, pérdida de volumen, y bronquiectasias o bronquiolectasias de tracción; en menor frecuencia hay cambios fibroquísticos con bullas, enfisema paracicatricial y panal macroquístico, que afectan sobre todo a campos superiores y zonas perihiliares. De forma característica, en la sarcoidosis fibrótica se puede observar desplazamiento posterior de bronquios principales o lóbulos superiores con pérdida de volumen (figura 2.2B). Las cavitaciones de las lesiones parenquimatosas primarias, por necrosis central son raras, y pueden ocurrir en pacientes con formas nodulares (figura 2.2C). En el contexto de enfermedad fibroquística, se pueden formar micetomas en cavidades preexistentes, y el primer signo de sospecha será una intensa reacción pleural (figura 2.2D). Tanto el panal como las bronquiectasias de tracción se consideran lesiones irreversibles mientras que los nódulos y las consolidaciones, que corresponderían a inflamación granulomatosa, son lesiones potencialmente reversibles. El patrón en vidrio deslustrado, puede representar fibrosis o granulomas, y los conglomerados perihiliares, coalescencia de granulomas o fibrosis.

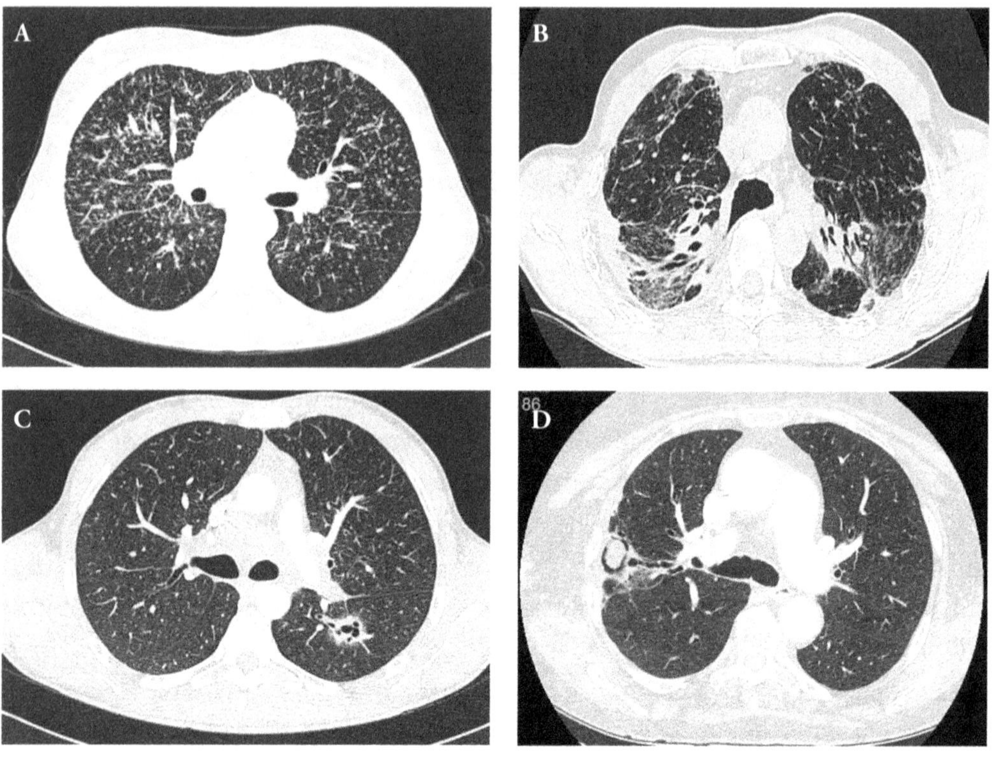

Figura 2.2. Hallazgos de la TCAR de tórax en sarcoidosis pulmonar.
A: TCAR de tórax típico de sarcoidosis pulmonar: patrón micronodulillar de distribución perilinfática.
B: Sarcoidosis fibrótica: conglomerados fibrosos bilaterales en lóbulos superiores con marcada distorsión
bronquial y pérdida de volumen. C: Patrón atípico de sarcoidosis pulmonar: lesiones cavitadas y
adenopatías mediastínicas. D: Presencia de aspergiloma en paciente con sarcoidosis fibroquística.

La afectación de vía aérea, más frecuente en estadio IV, se manifiesta en forma de estenosis bronquiales únicas o múltiples, por afectación directa de la luz bronquial por granulomas o por compresión extrínseca por adenopatías; se pueden producir atelectasias y bronquiectasias. Las bronquiectasias en general son difusas, y secundarias a la fibrosis o inflamación granulomatosa bronquial; con menos frecuencia son localizadas postobstructivas por compresión extrínseca o afectación endobronquial. El patrón de atenuación en mosaico con atrapamiento aéreo, se visualiza como áreas de hipoatenuación sobre todo en cortes espiratorios, y es secundario a afectación de la pequeña vía aérea, por granulomas peribronquiales o intraluminales, y no es específico de sarcoidosis.

La afectación pleural es rara. El derrame pleural, por afectación directa por granulomas o secundario a la afectación linfática en septos interlobulillares, puede ser bilateral o unilateral y predomina en el lado derecho. Suelen ser derrames pequeños o moderados, y la mayoría se resuelven espontáneamente o con engrosamiento pleural. El neumotórax es una complicación de la enfermedad fibroquística.

5 Función pulmonar

Las pruebas funcionales respiratorias (PFR) deben incluir espirometría forzada, volúmenes pulmonares estáticos y capacidad de transferencia del monóxido de carbono (DLco). Las PFR son una exploración básica para determinar el tipo y gravedad del trastorno ventilatorio, y también para el seguimiento de los pacientes. La sarcoidosis pulmonar puede cursar con PFR normales o con varios tipos de trastornos: restrictivo, obstructivo, o mixto (obstructivo y restrictivo), que se puede acompañar o no de una disminución de la DLco. El más frecuente es el trastorno restrictivo, con disminución de la capacidad vital forzada (CVF) y la capacidad pulmonar total (CPT) y la disminución de la DLco. Hasta un 50 % de pacientes pueden tener obstrucción al flujo aéreo, que puede observarse en todos los estadios aunque con más frecuencia en sarcoidosis fibróticas extensas y si hay afectación endobronquial; se detecta hiperreactividad bronquial en hasta un 20 % de pacientes.

6 Diagnóstico

El diagnóstico de sarcoidosis se basa en los criterios definidos en el documento consenso de la ATS, la ERS y la WASOG: a) cuadro clínico y radiológico compatible, b) demostración histológica de granulomas no caseificantes, y c) exclusión de otras enfermedades capaces de producir histología o cuadro clínico similar.

En la tabla 2.1 se detalla la sistemática de estudio del paciente con sospecha de sarcoidosis. El proceso diagnóstico constará de una anamnesis general con especial atención a la raza y lugar de procedencia, edad, historia de tabaquismo, antecedentes familiares de sarcoidosis, contacto con tuberculosis, exposiciones ambientales y ocupacionales, especialmente a polvo orgánico e inorgánico; será también importante un interrogatorio dirigido y exploración física completa para detectar afectación potencial de otros órganos (lesiones cutáneas, cicatrices o tatuajes, adenopatías periféricas, entre otras); algunas exploraciones se solicitarán de forma sistemática y otras según la sospecha de afectación extrapulmonar (tabla 2.1). Un valor dos veces por encima del límite superior de la normalidad de la enzima convertidora de la angiotensina (ECA) apoyará el diagnóstico, aunque un valor normal no lo excluye. Por último, se deberá confirmar la inflamación granulomatosa en prácticamente todos los casos. Se aceptará un diagnóstico de sarcoidosis sin biopsia en el síndrome de Löfgren,y cuando haya adenopatías bilaterales hiliares en paciente asintomático.

Si hay un cuadro clínico compatible y afectación extrapulmonar, se elegirá la biopsia menos invasiva y del sitio más fácilmente accesible. En casos de afectación intratorácica, la fibrobroncoscopia es el método de elección y se seleccionarán las técnicas broncoscópicas según el diagnóstico diferencial que se plantee con otras entidades y sobre todo del estadio radiológico. La TCAR tiene ventajas

---

- Anamnesis y exploración física
- Radiografía simple de tórax
- TCAR de tórax
- Pruebas funcionales respiratorias: espirometría forzada, volúmenes pulmonares estáticos y capacidad de transferencia del monóxido de carbono
- Analítica: hemograma, perfil renal y hepático, coagulación, calcemia; ECA
- Análisis de orina y calciuria en orina de 24 horas
- Electrocardiograma
- Prueba de la tuberculina
- Examen oftalmológico
- Confirmación de la presencia de granulomas:

   - Fibrobroncoscopia con LBA, BB, BTB, PATB de adenopatías intratorácicas mediante EBUS[a]
   - Considerar potenciales sitios de biopsia menos invasiva y más accesibles, si hay afectación extrapulmonar (piel, adenopatía periférica,…)[b]

ECA: enzima convertidora de la angiotensina; LBA: lavado broncoalveolar; BB: biopsia bronquial; BTB: biopsia transbronquial; PATB: punción aspirativa transbronquial; EBUS: ecobroncoscopia; TCAR: tomografía computarizada de alta resolución.
[a] Según el tipo de afectación intratorácica.
[b] En los casos de eritema nodoso solo habrá paniculitis.

Tabla 2.1. Evaluación inicial del paciente con sospecha de sarcoidosis pulmonar.

respecto la Rx de tórax para seleccionar y guiar estas técnicas. La ecobroncoscopia (EBUS) permite visualizar en tiempo real los ganglios linfáticos y estructuras circundantes, y dirigir la aguja al área que interesa para la toma de muestras. La punción aspirativa transbronquial de las adenopatías intratorácicas mediante EBUS (PATB-EBUS) es un método eficaz y seguro en pacientes con sospecha de sarcoidosis (estadio I y II) con un rendimiento diagnóstico del 80-90 %.La PATB-EBUS prácticamente ha sustituido a la mediastinoscopia y ha reducido la necesidad de biopsias transbronquiales (BTB); esta última técnica es de elección si hay afectación del parénquima con un rendimiento del 50-75 %.En estos casos, el lavado broncoalveolar (LBA) es útil para descartar infecciones y además la presencia de linfocitosis (> 15 % linfocitos), con un porcentaje normal de eosinófilos y neutrófilos, y un cociente linfocitos CD4/CD8 elevado (superior a 3,5), apoya el diagnóstico de sarcoidosis. Estos hallazgos del LBA se deben correlacionar con el cuadro clínico y la radiología, ya que la linfocitosis puede estar presente en otras enfermedades pulmonares intersticiales (EPI), especialmente neumonitis por hipersensibilidad (NH), neumonía organizada, toxicidad por fármacos y patología infecciosa.

Un 60 % de pacientes con sarcoidosis pulmonar tiene alteraciones macroscópicas endobronquiales, y el rendimiento de la biopsia bronquial (BB) en estos casos es del 75 %. La presencia de pequeños nódulos de color amarillento de 2-4 mm en bronquios lobares y segmentarios, que confluyen y dan un aspecto de empedrado, constituye el hallazgo típico de sarcoidosis endobronquial (figura 2.3A); la oclusión bronquial por granulomas puede simular una masa maligna. En un 30 % de pacientes con mucosa macroscópicamente normal se detectan granulomas en la BB. Pueden observarse estenosis bronquiales, múltiples o únicas, lobares o segmentarias, que pueden condicionar atelectasias, en cualquier estadio de la sarcoidosis; la presencia de distorsión bronquial es más frecuente en estadios más avanzados de la enfermedad, por cambios fibróticos y por granulomas bronquiales y peribronquiales.

Brevemente, porque el papel de la tomografía por emisión de positrones (PET) se tratará extensamente en otro capítulo, las principales indicaciones de la PET en sarcoidosis son: sospecha de sarcoidosis sistémica para detectar focos ocultos, especialmente extratorácicos, susceptibles de ser biopsiados, y valoración de actividad en sarcoidosis pulmonar avanzada en fase fibrótica para decidir si continuar o retirar el tratamiento.

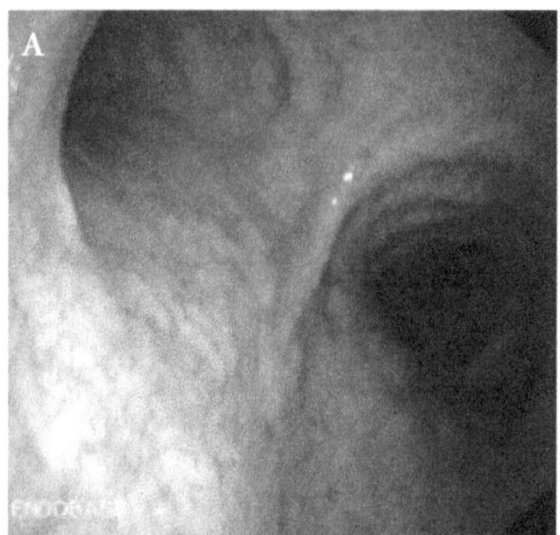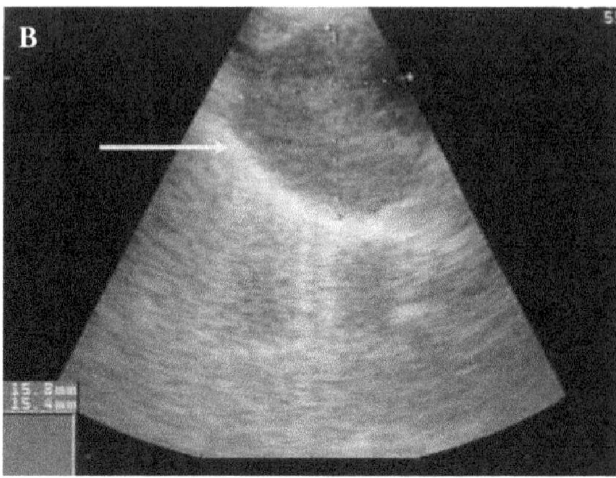

Figura 2.3. Hallazgos broncoscópicos en sarcoidosis pulmonar.
A: Sarcoidosis endobronquial típica en un paciente con hemoptisis. B: Adenopatía paratraqueal
derecha (flecha) visualizada en la ecobroncoscopia, en un paciente con sarcoidois (estadio I). (Cortesía
del Dr. A. Sánchez-Font de la Unidad de Endoscopia Respiratoria del Hospital del Mar, Barcelona.)

7   Diagnóstico diferencial

El diagnóstico diferencial de la sarcoidosis pulmonar es amplio, y se tendrá
en cuenta la clínica, radiología y hallazgos anatomopatológicos. Cuando la
sarcoidosis pulmonar se presenta con síntomas respiratorios inespecíficos, se
puede confundir con asma y enfermedad pulmonar obstructiva crónica. El
diagnóstico diferencial radiológico principal se hará en estadio I (adenopatías
intratorácicas) con linfomas, tuberculosis (TB) y metástasis ganglionares de
neoplasia pulmonar; en estadio II y III (patrón micronodulillar) con neumoco-
nicosis, NH, y TB miliar; y en estadio IV (fibrosis pulmonar) con EPI fibrosantes
como NH crónica y también con secuelas de TB pulmonar. Las características
diferenciales de los granulomas y las tinciones específicas para detectar gér-
menes y cuerpos extraños permiten excluir otras enfermedades granulomatosas pulmonares. En las infecciones (micobacterias, bacterias y hongos), los
granulomas son necrotizantes, sin fibrosis hialina y tienen una distribución
bronquiocéntrica o aleatoria; en la NH no tienen necrosis y a diferencia de la
sarcoidosis, son laxos y bronquiolocéntricos; en la aspiración crónica contienen material extraño intracitoplasmático; en las vasculitis es característica la
presencia de necrosis y vasculitis necrotizante; los granulomas de la beriliosis
son similares a los de sarcoidosis. Por último, habrá que tener en cuenta las

reacciones sarcoideas en ganglios linfáticos y parénquima pulmonar en enfermedades malignas torácicas y extratorácicas.

8 Evolución y pronóstico

La evolución de la sarcoidosis pulmonar es muy variable. Dos tercios de los pacientes presentan remisión espontánea, generalmente dentro de los dos años del diagnóstico. El porcentaje de remisión espontánea está relacionado con el estadio radiológico: 60-90 % en estadio I, 40-70 % en estadio II, 10-20 % en estadio III, y 0 % en estadio IV. La recidiva es rara en pacientes con remisión espontánea; en cambio, puede ocurrir en el 37-74 % de pacientes tratados cuando se desciende la dosis de corticoides o se retiran, y es infrecuente después de los 3 años.

El 5 % de pacientes evoluciona a formas de sarcoidosis pulmonar avanzada; en estos casos hay enfermedad persistente y progresiva con un espectro de alteraciones radiológicas y funcionales y de complicaciones, que se relacionan con un incremento de la morbimortalidad. Las principales complicaciones de la sarcoidosis pulmonar son los micetomas, las exacerbaciones agudas, la fibrosis pulmonar y la hipertensión pulmonar (HTP).

La HTP es más frecuente en estadio IV, aunque también la pueden presentar pacientes en estadios más iniciales. Es secundaria a la destrucción del lecho capilar por fibrosis y vasoconstricción hipoxémica regional y otros factores adicionales, como la inflamación granulomatosa de los vasos pulmonares, compresión extrínseca de las arterias pulmonares por adenopatías o disfunción ventricular izquierda. Se sospechará en aquellos pacientes que presenten una disminución desproporcionada de la DLco, disminución de la distancia caminada o desaturación en la prueba de la marcha de seis minutos y si en la TCAR el diámetro de la arteria pulmonar principal (APP) es superior a los 29 mm o supera el diámetro de la aorta ascendente (AA) a nivel de la bifurcación pulmonar.

La mortalidad global de la sarcoidosis es del 1-5 % y la afectación pulmonar es la causa más frecuente de muerte en Europa y Estados Unidos. Un mayor riesgo de mortalidad se ha asociado a signos de fibrosis en TCAR, presencia de hipertensión pulmonar y una mayor alteración de la función pulmonar. Walsh *et al.* validaron un simple algoritmo para predecir la mortalidad en pacientes con sarcoidosis pulmonar que integraba el CPI *(composite physiologic index)* compuesto por variables funcionales: CVF, DLco y FEV_1 (volumen espiratorio forzado en el primer segundo) y hallazgos de la TCAR: extensión de la fibrosis > 20 % y relación entre el diámetro de la APP y la AA. Los pacientes con CPI > 40 o con alguno de los hallazgos radiológicos anteriores tenían un mayor riesgo de muerte.

9   Seguimiento

En el seguimiento de los pacientes con sarcoidosis pulmonar es importante integrar cambios clínicos, radiológicos y de las PFR, ya que la interpretación de cambios aislados en estos parámetros puede ser compleja. El incremento de la disnea o intolerancia al ejercicio pueden deberse a factores extrapulmonares: cardíacos, musculo esqueléticos, obesidad, fatiga, etc. Además, dado que la afectación de la función pulmonar es heterogénea, su monitorización debe contemplar la realización de PFR completas con variables espirométricas, volúmenes pulmonares estáticos y DLco. En este contexto, ante un deterioro de las PFR hay que considerar no solo progresión de la enfermedad parenquimatosa sino también de vía aérea o vascular. Por último, aunque la Rx de tórax tiene una sensibilidad menor que la TCAR para detectar progresión o complicaciones, sigue siendo la exploración radiológica recomendada para el seguimiento de estos pacientes. La TCAR de tórax está indicada en casos de empeoramiento inexplicado de los síntomas respiratorios, hemoptisis, o si hay dudas en la radiografía de tórax, y no de forma rutinaria.

Se recomiendan controles cada 3-6 meses en función del estadio radiológico, gravedad y evolución de la enfermedad; en los pacientes con sarcoidosis estable y que no han precisado tratamiento podrá ser anual. En todos los pacientes se realizará un seguimiento mínimo de 3-4 años desde la retirada del tratamiento o la remisión de la enfermedad.

Bibliografía recomendada

Agarwal R, Srinivasan A, Aggarwal AN, Gupta D. Efficacy and safety of convex probe EBUS-TBNA in sarcoidosis: a systematic review and meta-analysis. Respir Med 2012; 106: 883-92.

Baughman RP, Teirstein AS, Judson MA, Rossman MD, Yeager H Jr, Bresnitz EA, *et al.* Clinical characteristics of patients in a case control study of sarcoidosis. Am J Respir Crit Care Med 2001; 164: 1885-9.

Bechtel JJ, Starr T III, Dantzker DR, Bower JS, *et al*. Airway hyperreactivity in patients with sarcoidosis. Am Rev Respir Dis 1981; 124: 759-61.

Calandriello L, Walsh SLF. Imaging for sarcoidosis. Semin Respir Crit Care Med 2017; 38: 417-36.

Costabel U, Bonella F, Ohshimo S, Guzman J. Diagnostic Modalities in Sarcoidosis: BAL, EBUS, and PET. Semin Respir Crit Care Med 2010; 31: 404-8.

Criado E, Sánchez M, Ramírez J, Arguis P, de Caralt TM, Perea RJ, *et al*. Pulmonary sarcoidosis: typical and atypical manifestations at high-resolution CT with pathologic correlation. Radiographics 2010; 30: 1567-86.

El-Zammar OA, Katzenstein AL. Pathological diagnosis of granulomatous lung disease: a review. Histopathology 2007; 50: 289-310.

Govender P, Berman JS. The Diagnosis of Sarcoidosis. Clin Chest Med. Clin Chest Med 2015; 36: 585-602.

Harrison BD, Shaylor JM, Stokes TC, Wilkes AR. Airflow limitation in sarcoidosis–a study of pulmonary function in 107 patients with newly diagnosed disease. Respir Med 1991; 85: 59-64.

Hours S, Nunes H, Kambouchner M, Uzunhan Y, Brauner MW, Valeyre D, *et al*. Pulmonary cavitary sarcoidosis: clinico-radiologic characteristics and natural history of a rare form of sarcoidosis. Medicine (Baltimore) 2008; 87: 142-51.

Hunninghake GW, Costabel U, Ando M, Baughman R, Cordier JF, du Bois R, *et al*. ATS/ERS/WASOG statement on sarcoidosis. American Thoracic Society/European Respiratory Society/World Association of Sarcoidosis and Other Granulomatous Disorders. Sarcoidosis Vasc Diffuse Lung Dis 1999; 16: 149-73.

Judson MA, Costabel U, Drent M, Wells A, Maier L, Koth L, *et al*. The WASOG Sarcoidosis Organ Assessment Instrument: an update of a previous clinical tool. Sarcoidosis Vase Diffuse Lung Dis 2014; 31: 19-27.

Karakaya B, Kaiser Y, van Moorsel CHM, Grunewald J. Löfgren's Syndrome: Diagnosis, Management, and Disease Pathogenesis. Semin Respir Crit Care Med 2017; 38:463-76.

Ohshimo S, Guzman J, Costabel U, Bonella F. Differential diagnosis of granulomatous lung disease: clues and pitfalls. Eur Respir Rev 2017; 26: 170012.

Patel DC, Budev M, Culver DA. Advanced ("End-Stage") Pulmonary Sarcoidosis. En: Judson MA, ed. Pulmonary sarcoidosis. A guide for the practicing clinician. New York: Humana Press; 2014. p. 79-110.

Patterson KC, Strek ME. Pulmonary fibrosis ins. Clinical features and outcomes. Ann Am Thorac Soc 2013; 10: 362-70.

Pena TA, Soubani AO, Samavati L. *Aspergillus* lung disease in patients with sarcoidosis: a case series and review of the literature. Lung 2011; 189: 167-72.

Polychronopoulos VS, Prakash UBS. Airway involvement in sarcoidosis. Chest 2009; 136:1371-80.

Rossi G, Cavazza A, Colby TV. Pathology of sarcoidosis. Clin Rev Allergy Immunol 2015; 49: 36-44.

Scadding JG. Prognosis of intrathoracic sarcoidosis in England: review of 136 cases after five years' observation. Br Med J 1961; 2: 1165-72.

Shorr AF, Torrington KG, Hnatiuk OW. Endobronchial biopsy forsarcoidosis: a prospective study. Chest 2001; 120: 109-14.

Soskel NT, Sharma OP. Pleural involvement in sarcoidosis. Curr Opin Pulm Med 2000; 6: 455.

Spagnolo P, Rossi G, Trisolini R, Sverzellati N, Baughman RP, Wells AU. Pulmonary sarcoidosis. Lancet Respir Med 2018; 6: 389-402.

Valeyre D, Prasse A, Nunes H, Uzunhan Y, Brillet PY, Müller Quernheim J. Sarcoidosis. Lancet 2014; 383: 1155-67.

von Bartheld MB, Dekkers OM, Szlubowski A, Eberhardt R, Herth FJ, in 't Veen JC, *et al*. Endosonography vs conventional bronchoscopy for the diagnosis of sarcoidosis: the GRANULOMA randomized clinical trial. JAMA 2013; 309: 2457-64.

Walsh SL, Wells A, Sverzellati N, Keir GJ, Calandriello L,Antoniou KM, *et al*. An integrated clinicor- adiological staging system for pulmonary sarcoidosis: a case- cohort study. Lancet Respir Med 2014; 2: 123-30.

Wells AU. Monitoring pulmonary sarcoidosis En: Judson MA, ed. Pulmonary sarcoidosis. A guide for the practicing clinician. New York: Humana Press; 2014. p. 129-47.

Capítulo 3

Sarcoidosis cutánea

G. Hernandez Molina,[1] R. Rouco Esteves Marques,[2] X. Bosch Aparici,[3]
C. Morcillo Serra,[2] P. Brito-Zerón[2]

[1] Departamento de Inmunología y Reumatología
Instituto Nacional de Ciencias Médicas y Nutrición Salvador Zubirán
México DF (México)

[2] Unidad de Enfermedades Autoinmunes Sistémicas
Servicio de Medicina Interna
Hospital CIMA-Sanitas
Barcelona

[3] Servicio de Medicina Interna
ICMID, Hospital Clínic
Barcelona

Dirección para correspondencia
Pilar Brito-Zerón
mpbrito@sanitas.es

Sinopsis

La sarcoidosis es una enfermedad multisistémica de etiología desconocida, la cual se caracteriza por la formación de granulomas en diferentes órganos. Las manifestaciones cutáneas ocurren en alrededor de un tercio de los pacientes. Así por ejemplo en la cohorte ACCESS, su frecuencia es del 16 %, siendo el segundo órgano más afectado. Estas manifestaciones se caracterizan por tener un espectro heterogéneo tanto por su morfología, extensión, comportamiento clínico y respuesta al tratamiento. Por todo ello esta entidad es considerada como una gran simuladora en la práctica dermatológica. Las lesiones dermatológicas pueden variar en su extensión y, aunque no ocasionan discapacidad física, sí impactan en aspectos psicológicos y sociales de los pacientes. La sarcoidosis cutánea es un reto clínico por la complejidad de presentación de las lesiones y la gran gama de diagnósticos diferenciales a descartar. La biopsia es de gran apoyo al diagnóstico en esta entidad. En el contexto de afectación cutánea como la primera manifestación de sarcoidosis, el médico deberá estar atento en la búsqueda de afección sistémica. Su curso clínico dependerá del tipo de lesión y el tratamiento deberá adecuarse a cada paciente para proporcionarle el mejor beneficio.

1 Introducción

La afectación cutánea ocurre en aproximadamente el 15-25 % de los pacientes con sarcoidosis. La sarcoidosis cutánea presenta una gran diversidad de manifestaciones y pronósticos variables. Las manifestaciones cutáneas se dividen en lesiones *específicas*, con granulomas no caseificantes demostrados histopatológicamente, y lesiones *inespecíficas* derivadas de un proceso reactivo que no forma granulomas. Una forma peculiar de sarcoidosis cutánea es su predilección por afectar zonas de traumatismo que han causado cicatrices.

La sarcoidosis cutánea es más prevalente en mujeres y puede preceder o ser parte de la afección sistémica en cualquier etapa de la enfermedad, aunque es más frecuente al inicio del cuadro. Por otro lado, aunque menos frecuente, algunos pacientes pueden presentar lesiones en forma aislada (< 25 %), lo que conlleva la necesidad de un seguimiento estrecho ante la posibilidad de afectación sistémica en el futuro. Así por ejemplo, en una serie de 37 pacientes, el tiempo de aparición entre la lesión cutánea y la afección sistémica fue de 6 meses a 3 años.

Por otra parte, la presencia de manifestaciones cutáneas se ha asociado a una mayor frecuencia de diabetes mellitus tipo 2 (DM2), pérdida auditiva y afección ocular. Además, las manifestaciones cutáneas con una pobre respuesta al tratamiento médico convencional, y en cuyas biopsias se observa un número mayor de mitosis, se han considerado como una posible asociación paraneoplásica con trastornos linfoproliferativos. Más recientemente, la aparición de sarcoidosis y sus manifestaciones cutáneas también se han asociado al uso de terapias de punto de control inmunológico.

2   Fisiopatología

Una de las posibles hipótesis de la fisiopatología en esta enfermedad es que la exposición a uno o varios antígenos en un huésped genéticamente susceptible induce una respuesta inmunológica aberrante. En este contexto, en un estudio en el que se evaluó la expresión de diversos genes en pacientes con sarcoidosis cutánea frente a controles sanos, se observó diferencia en la expresión de 149 genes funcionales, los cuales estaban relacionados con apoptosis, receptor de células T, receptor de señalización células B y presentación antigénica. Asimismo, 97 de estos genes eran compartidos en los casos con sarcoidosis pulmonar.

Por otra parte, se ha considerado que existe una estimulación antigénica crónica, Así por ejemplo, en la sarcoidosis cutánea asociada a tatuajes, la tinta podría funcionar como un estímulo antigénico. Asimismo algunos estudios han documentado que alrededor del 22 % (rango 20-78 %) de las biopsias de estos pacientes presentan evidencia de cuerpos extraños por luz polarizada. También a favor de esta hipótesis se encuentra la prueba cutánea de Kveim-Siltzbach, la cual consiste en inyectar un extracto preparado de un granuloma por sarcoidosis preferentemente del bazo, lo que conlleva la formación de granulomas cutáneas no necrotizantes de 4-6 semanas. Incluso esta reacción tiene una sensibilidad del 60-80 % y una especificidad mayor al 90 % para el diagnóstico de sarcoidosis.

Otro mecanismo participante es la disrupción del sistema inmune local asociada a trauma, lo que ocasionaría la migración de diferentes poblaciones celulares incluyendo células de Langerhans y linfocitos.

3 Diagnóstico

Su diagnóstico se basa en la combinación de hallazgos clínicos/radiológicos, histológicos; así como con la exclusión de otras patologías que también conllevan la formación de granulomas. Se debe investigar sobre exposiciones ambientales y realizar exploración física completa incluyendo la evaluación oftalmológica. Entre los estudios de gabinete y laboratorio relevantes se encuentran: radiografía de tórax, electrocardiograma, biometría hemática, niveles de calcio, pruebas de función renal y hepática, niveles de enzima convertidora de angiotensina, pruebas de función tiroidea y prueba de tuberculina.

En caso de no documentarse a la par de las lesiones cutáneas, como afección sistémica, el paciente debe contar de cualquier forma con un seguimiento estrecho.

4 Hallazgos histológicos

La histopatología es una herramienta necesaria para el diagnóstico, por lo que la biopsia cutánea es de gran relevancia. Se recomienda que la biopsia no sea muy superficial. No obstante, algunos autores han sugerido que la aspiración con aguja fina también podría ser de utilidad, sobre todo en el contexto de una lesión en el rostro en donde la biopsia puede dejar una cicatriz más visible.

El principal hallazgo histológico es la presencia de granulomas. Estos se extienden de forma homogénea en la dermis y en ocasiones forman una banda subepidérmica e incluso pueden alcanzar el tejido graso subcutáneo y con menor frecuencia presentan una distribución perianexal. Típicamente son granulomas no caseificantes compuestos por histiocitos mononucleares, rodeados por poco o nulo infiltrado inflamatorio, por lo que se les llama granulomas *desnudos*.

Otros hallazgos atípicos en esta entidad son la presencia de necrosis, cuerpos extraños birrefringentes o no birrefringentes y vasculitis granulomatosa. Esta última es poco frecuente, pero cuando se encuentra puede ser de dos tipos: leucocitoclástica o granulomatosa.

También se ha descrito la presencia de una zona estrecha de la dermis papilar libre de lesiones, la presencia de cuerpos de Schaumann y cuerpos asteroides.

Un estudio en población española observó que aquellos pacientes con infiltrado granulomatoso moderado/grave tuvieron una presentación clínica más agresiva con mayor extensión de la afección cutánea y peor curso clínico.

4   Tipo de lesiones

Las lesiones son frecuentemente múltiples y pueden afectar a cualquier región de la piel, incluyendo cuero cabelludo, uñas, mucosa genital u oral, extremidades, cabeza/cuello y tronco. Cabe mencionar que los pacientes pueden presentar de forma simultánea diferentes tipos de lesiones. Sin embargo, su incidencia y tipo de lesión varía de acuerdo a la raza y el género. Así por ejemplo, en las series occidentales, la afección en cara es alrededor del 25 %, mientras que en Taiwán es del 58 % y en la India hasta del 65 %. Por otra parte, el lupus perneo es más frecuente y de presentación más grave en los afroamericanos.

Tradicionalmente, las lesiones por sarcoidosis cutánea se dividen en: 1) lesiones no específicas, en las cuales hay ausencia de granuloma, y 2) lesiones específicas, en las cuales se demuestran granulomas no caseosos.

4.1   *Lesiones no específicas*

En cuanto a las manifestaciones no específicas, la más frecuente es el eritema nodoso (3-25 %). Su prevalencia varía de 4 % en población de raza negra al 31 % en población caucásica. El eritema nodoso suele presentarse en piernas (figura 3.1) y se autolimita en 6-8 semanas. Histológicamente se observa inflamación septal alrededor de tejido adiposo. También se puede observar agregados de macrófa-

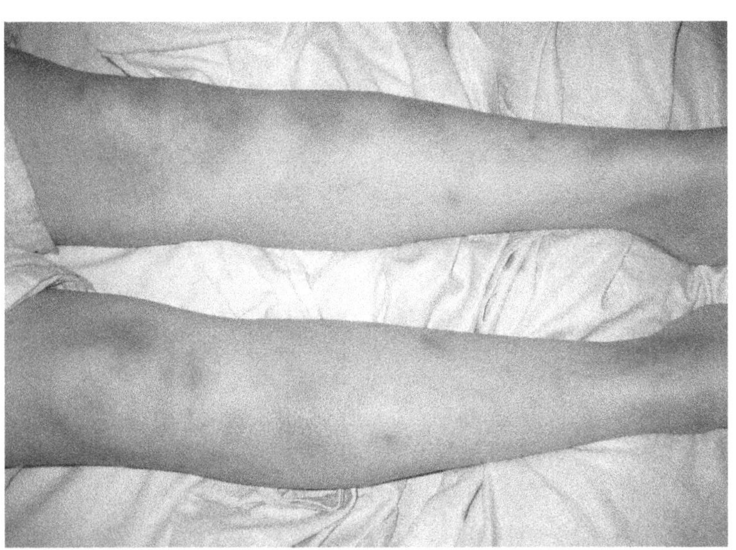

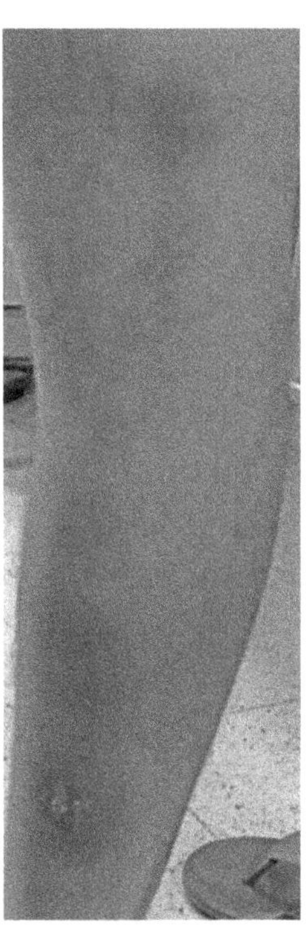

Figura 3.1. Lesiones múltiples de eritema nodoso
en extremidades inferiores.

Figura 3.2. Eritema
nodoso complicado con
ulceración superficial.

gos en forma radial llamados nódulos de Miescher. El eritema nodoso se asocia a la forma aguda de sarcoidosis, y junto con adenopatía hiliar bilateral, es parte del síndrome de Löfgren. Es inhabitual su evolución crónica o en brotes repetidos, o la formación de complicaciones cutáneas como úlceras o necrosis (figura 3.2).

Por otro lado, se han descrito otras lesiones no específicas como dermatosis neutrofílica, calcinosis cutis y pioderma gangrenoso.

4.2 Lesiones específicas

Aproximadamente el 60 % de los pacientes presentan estas lesiones, siendo las más frecuentes las pápulas/máculas (35 %) y placas (19 %). También en este subtipo se incluyen nódulos subcutáneos (sarcoidosis de Darier-Roussey), lupus perneo (11 %) y la presencia de úlceras (8 %) y la sarcoidosis en cicatrices (5,4-13,8 %).

Otras presentaciones menos típicas son la eritrodermia, alopicia cicatrizal o no cicatrizal, lesiones verrucosas, lesiones ictiósicas, psoriasiformes, linfoedema y lesiones hipopigmentadas.

4.2.1   Pápulas/máculas

Las pápulas y las máculas tienden a asociarse a un curso más agudo y conllevan un buen pronóstico, por no dejar cicatriz. Suelen ser de 1-5 mm y de coloración amarillenta, que posteriormente se tornan rojas o violáceas. Son más comunes en las rodillas (figura 3.3).

4.2.2   Placas

Las placas se caracterizan por ser lesiones mayores de 1 cm de tipo eritematosas o anulares, cuyo centro es más claro. Pueden afectar a brazos, glúteos, espalda o cara. Se relacionan con una enfermedad crónica y posiblemente con mayor cicatrización o hipopigmentación como secuela.

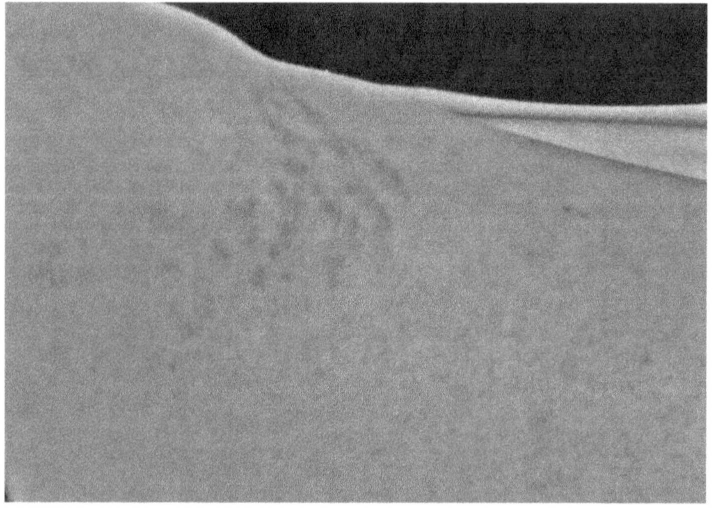

*Figura 3.3. Sarcoidosis cutánea papulomacular en rodilla,
una de las localizaciones más típicas.*

4.2.3 Sarcoidosis subcutánea

Su prevalencia se ha descrito del 1,4-6 %. La sarcoidosis subcutánea se caracteriza por nódulos solo palpables de 0,5-2 cm, más frecuentes en brazos, no dolorosas, y con predominio en mujeres. Puede coexistir con otro tipo de lesiones por sarcoidosis incluyendo eritema nodoso o placas, y se ha asociado a linfadenopatía hiliar y fibrosis pulmonar.

4.2.4 Lupus pernio

Se presenta clínicamente como lesiones nodulares, y placas de diferentes tamaños y cicatrices infiltradas, preferentemente en nariz y mejillas; y se asocia frecuentemente a otras manifestaciones sistémicas como afección de senos paranasales, fibrosis pulmonar, quistes óseos y uveítis. Esta manifestación es más frecuente en población femenina afroamericana. En ocasiones se ha reportado de forma concomitante con perforación del tabique nasal. Su curso es crónico y en muchos casos refractario al tratamiento.

4.2.5 Sarcoidosis angiolupoide de Brocq-Pautrier

Es una presentación poco común localizada en la región malar, puente de la nariz y periorbitaria. Consiste en telangiectasias, placas anaranjadas-rojizas con un componente de telangiectasias. En población taiwanesa, estas lesiones son más frecuentes y se acompañan de afección ocular.

4.2.6 Sarcoidosis asociada a trauma

Este subtipo incluye la asociada a cicatrices, tatuajes previos, áreas de venopunción o sitios de afección previa de herpes; suele manifestarse como lesiones violáceas o eritematosas, áreas de despigmentación o como nódulos no dolorosos. En el caso de asociarse a tatuajes, su aparición puede ser desde una semana posterior a la realización del tatuaje o presentarse hasta décadas después.

4.2.7   Sarcoidosis ulcerativa

Es más común en población afroamericana y puede presentarse *de novo* o en una lesión o cicatriz preexistente. Puede iniciar como una úlcera necrótica o como un nódulo violáceo que después se ulcera. Se ha propuesto que el mecanismo de ulceración incluye necrosis de la epidermis inducido por los granulomas y la presencia de vasculitis.

4.2.8   Sarcoidosis ungueal

La sarcoidosis también puede afectar las uñas (0,3-1,6 %), siendo el principal hallazgo la distrofia y suele asociarse a una enfermedad de un largo tiempo de evolución. Otros hallazgos son engrosamientos de las uñas, estriación longitudinal, decoloración, hemorragias en astilla, onicorrexis, hiperqueratosis subungueal, falta de brillo, tendencia a la ruptura y lesiones puntiformes en uñas. La afectación ungueal se ha asociado a quistes óseos en dedos, dactilitis, lupus perneo y afección pulmonar. La evaluación histológica del lecho ungueal muestra granulomas, los cuales podrían ejercer un efecto compresivo en la uña.

4.2.9   Sarcoidosis de mucosas

Las lesiones se presentan en mucosa bucal, gingival, paladar, labio y lengua; e incluyen lesiones tipo pápulas, nódulos, eritema y encías en fresa. También puede afectar muy raramente la mucosa genital.

5   Clinimetría

La piel es un sitio ideal para la evaluación de la mejoría clínica, ya que es muy fácilmente accesible y las lesiones activas se pueden diferenciar de cicatrices.

Existen dos instrumentos validados para la evaluación de la sarcoidosis cutánea. El índice de actividad y gravedad de sarcoidosis (SASI) y el instrumento de actividad y morfología de sarcoidosis cutánea (CSAMI). Ambos instrumentos han mostrado reproducibilidad y validez de convergencia, e incluso el CSAMI ha correlacionado con calidad de vida. En un estudio donde se utilizaron estos instrumentos por reumatólogos, dermatólogos y neumólogos, se observó reproducibilidad de estos entre diversos especialistas.

El SASI evalúa cuatro características en cuatro cuadrantes faciales y la nariz: eritema, induración y descamación de 0 (nada) a 4 (muy grave), así como la extensión del área afectada de 0 (0 %) a 6 (90-100 %). El puntaje total por cuadrante es 72. Si los cuatro cuadrantes se multiplican por 0,25 y se suman, se obtiene el SASI facial.

El CSAMI evalúa actividad (inflamación, induración, depresión, cambios en la superficie como ulceración, extensión del área afectada) y daño (despigmentación y cicatrización) en 11 áreas del cuerpo. Se evalúa el área más afectada: el máximo puntaje es 165 para actividad y de 22 para daño.

Por otra parte, se ha intentado también la evaluación de la afectación granulomatosa cutánea, con herramientas como el ultrasonido de alta frecuencia tridimensional en tiempo real. En un estudio piloto, este instrumentó correlacionó con los puntajes de CSAMI y la medición de los granulomas cutáneos en cortes histológicos.

6   Diagnóstico diferencial

La sarcoidosis es un diagnóstico de exclusión. El diagnóstico diferencial de estas lesiones es importante e incluye: granuloma anular, necrobiosis lipoídica, silicosis, manifestaciones cutáneas similares a la enfermedad de Crohn, xantogranuloma necrobiótico, infecciones por micobacterias atípicas, lepra, leshmaniasis, sífilis y síndrome de Melkersson-Rosenthal.

7   Tratamiento

El tratamiento y el pronóstico dependerán del tipo y de la extensión de las manifestaciones cutáneas.

Un subgrupo de pacientes no requiere tratamiento. Por ejemplo, el eritema nodoso normalmente se autolimita, o se puede manejar con antiflamatorios no esteroideos o esteroides si el paciente está muy sintomático. También las lesiones papulares o maculares y nódulos subcutáneos pueden autolimitarse; mientras que las placas y las lesiones por lupus perneo tienden a ser refractarias y requerir tratamiento inmunosupresor.

En general, se considera como primera línea de tratamiento para lesiones limitadas y leves el uso tópico (clobetasol, halobetasol) o intralesional (triamcinolona cada 3-4 semanas hasta su resolución) de esteroides. También se ha empleado la aplicación tópica de tacrolimus, terapia fotodinámica principalmente con ácido aminolevulínico, terapia con láser pulsado, láser CO_2 y fototerapia con luz ultravioleta A.

Cuando el esteroide tópico o intralesional falla, o cuando las lesiones son más extensas o implican la posibilidad de desfiguración, se puede emplear esteroides sistémicos. Asimismo se ha utilizado antimaláricos, tetraciclinas, metotrexato, azatioprina, leflunomida y mofetilmicofenolato como ahorrador de esteroides. Cabe mencionar que, de la mayoría de estos fármacos, no existen estudios controlados y su uso se basa más en la experiencia clínica. Estos medicamentos deben administrarse al menos durante 3 meses para poder observar respuesta. Los esteroides y el metotrexato actúan suprimiendo la formación del granuloma, mientras que los antimaláricos previenen la presentación antigénica.

Otros tratamientos también utilizados son: pentoxifilina, apremilast, tetraciclina (minociclina, doxiciclina, tetraciclina), talidomida, alopurinol, retinoides, melatonina, colchicina y ciclosporina.

Más recientemente, para casos refractarios se ha empleado los fármacos anti-TNF, principalmente infliximab, adalimumab y etanercept. En un estudio aleatorizado, doble ciego, controlado con placebo en el que se evaluó el uso de infliximab en 17 pacientes con sarcoidosis pulmonar, se observó dentro los objetivos secundarios mejoría en la induración y descamación de lesiones cutáneas. Asimismo, en un estudio aleatorizado doble ciego controlado con placebo en 16 pacientes, el uso de adalimumab mostró mejoría en las lesiones cutáneas con 12 y 24 semanas de tratamiento. Por último existe un caso reportado del uso de tofacitinib y otros con rituximab que mostraron mejoría clínica.

Por otra parte, un estudio aleatorizado controlado con placebo que evaluó el uso de golimumab y ustekinumab en sarcoidosis crónica (pulmonar y/o cutánea) no mostró beneficio en las lesiones cutáneas.

Bibliografía recomendada

Brito-Zerón P, Sellarés J, Bosch X, Hernández F, Kostov B, Sisó-Almirall A, *et al.* Epidemiologic patterns of disease expression in sarcoidosis: age, gender and ethnicity-related differences Clin Exp Rheumatol 2016; 34: 380-8.

Baughman RP, Judson MA, Teirstein A, Lower EE, Lo K, Schlenker-Herceg R, *et al.* Chronic facial sarcoidosis including lupus pernio: clinical description and proposed scoring systems. Am J Clin Dermatol 2008; 9: 155-61.

Dai C, Shih S, Ansari A, Kwak Y, Sami N. Biologic therapy in the treatment of cutaneous sarcoidosis: a literature review. Am J Clinical Dermatol 2019 (en prensa).

García-Colmenero L, Sánchez-Schmidt JM, Barranco C, Pujol RM. The natural history of cutaneous sarcoidosis. Clinical spectrum and histological analysis of 40 cases. Int J Dermatol 2019; 58: 178-84.

Haimovic A, Sanchez M, Judson MA, Prystowsky S. Sarcoidosis: a comprehensive review and update for the dermatologist. J Am Acad Dermatol 2012; 66: 699.e1-18.

Ishak R, Kurban M, Kibbi A, Abbas O. Cutaneous sarcoidosis: clinicopathologic study of 76 patients from Lebanon. Int J Dermatol 2015; 54:33-41.

Leverenz D, Henderson C, Shah A. A typical cutaneous presentations of sarcoidosis: two case reports and review of the literature. Current Allergy and Asthma Reports 2018; 18: 40.

Lima A, Goetze S, Illing T, Elsner P. Light and laser modalities in the treatment of cutaneous sarcoidosis: a systematic review. Acta Derm Venereol 2018; 98: 481-83.

Maña J, Marcoval J. Skin manifestations of sarcoidosis. Presse Med 2012; 41: e355-e374.

Megan N, Rodríguez O, Taylos L, Sultan L, Shegal C, Schultz S, et al. High frequency ultrasound: a novel instrument to quantify granuloma burden in cutaneous sarcoidosis. Sarcoidosis Vasc Diffuse Lung Dis 2017; 34: 136-41.

Momen SE, Al-Niaimi F. Sarcoid and the nail: review of the literature. Clin Exp Dermatol 2013; 38: 119-24.

Nico MM, Guimarães AL, Correa PY, Lourenço SV. Oral mucosal lesions in sarcoidosis: comparison with cutaneous lesions. Acta Derm Venereol 2016; 96: 392-3.

Pariser RJ, Paul J, Hirano S, Torosky C, Smith M. A double-blind, randomized, placebo-controlled trial of adalimumab in the treatment of cutaneous sarcoidosis. J Am Acad Dermatol 2013; 68: 765-73.

Powell E, Rosen T. Ulcerative sarcoidosis: a prototypical presentation and review. Cutis 2017; 10: 312-16.

Rosenbach M, Yeung H, Chu EY, Kim EJ, Payne AS, Takeshita J, et al. Reliability and convergent validity of the Cutaneous Sarcoidosis Activity and Morphology Instrument for assessing cutaneous sarcoidosis. JAMA Dermatol 2013; 149: 550-56.

Ruocco E, Gambardella A, Langella G, Lo Schiavo A, Ruocco V. Cutaneous sarcoidosis: an intriguing model of immune dysregulation. Int J Dermatol 2015; 54: 1-12.

Sheng Y, Yang Y, Wu Y, Yang Q. Exploring the dynamic changes between pulmonary and cutaneous sarcoidosis based on gene expression. Med Sci 2018; 34: F1: 121-133.

Tchernev G, Patterson JW, Nenoff P, Horn LC. Sarcoidosis of the skin--a dermatological puzzle: important differential diagnostic aspects and guidelines for clinical and histopathological recognition. J Eur Acad Dermatol Venereol 2010; 24: 125-37.

Yeung H, Farber S, Birnbaum BK, Dunham J, Ogdie A, Patterson KC, *et al.* Reliability and validity of cutaneous sarcoidosis outcome instruments among Dermatologists, Pulmonologists, and Rheumatologists. JAMA Dermatol 2015; 151: 1317-22.

Wanat K, Rosenbach M. A practical approach to cutaneous sarcoidosis. Am J Clin Dermatol 2014; 15: 283-97.

Capítulo 4

Neurosarcoidosis y sarcoidosis ocular

P. Fanlo,[1] C. Feijoo-Massó,[2] J.L. Callejas,[3] A. González-García,[4] L. Pallarés Ferreres[5]

[1] UEAS, Servicio de Medicina Interna
Complejo Hospitalario de Navarra
Pamplona

[2] UEAS, Servicio de Medicina Interna
Hospital Parc Taulí
Sabadell

[3] UEAS, Servicio de Medicina Interna
Hospital Clínico San Cecilio
Granada

[4] UEAS, Servicio de Medicina Interna
Hospital Ramón y Cajal
Madrid

[5] UEAS, Servicio de Medicina interna
Hospital Universitari Son Espases
Palma de Mallorca

Dirección para correspondencia
Lucio Pallarés Ferreres
luciopallares@gmail.com

Sinopsis

La afectación del sistema nervioso central por granulomas sarcoideos es una situación clínica poco frecuente e infraestimada, y constituye un reto para el clínico. Las formas de presentación pueden incluir la afectación de los pares craneales, las meninges y el parénquima cerebral. El diagnóstico se basa en la sospecha clínica, junto con el estudio del líquido cefalorraquídeo y la resonancia magnética craneal. La afectación ocular puede implicar a todas las capas del ojo, incluido el nervio óptico, y requiere un tratamiento temprano para evitar serias complicaciones. El tratamiento se basa en la administración de corticoides en asociación con inmunosupresores, y terapias biológicas.

1 Encéfalo

La neurosarcoidosis es la afectación del sistema nervioso central (SNC) por granulomas sarcoideos. El primer caso de un síndrome neurológico atribuible a sarcoidosis fue descrito por Heerfordt, quien en 1909 informó sobre tres varones con uveítis, hipertrofia parotídea y fiebre, dos de ellos con parálisis del nervio facial.

La afectación neurológica en la sarcoidosis es un trastorno neuroinflamatorio poco frecuente con manifestaciones que presentan un desafío diagnóstico. La sarcoidosis puede afectar a cualquier órgano o tejido y se estima que la prevalencia de afección del SNC oscila entre un 3 % y un 16 %. Sin embargo, estudios *post mortem* sugieren que esta prevalencia puede estar infraestimada, dado que solo la mitad de los pacientes se reconocieron *ante mortem*.

1.1 Clínica

La infiltración granulomatosa sarcoidea puede afectar a cualquier área del SNC y desarrollar una amplia variedad de manifestaciones clínicas. A continuación se describen las manifestaciones más relevantes.

1.1.1 Neuropatía craneal

La neuritis de los pares craneales es la manifestación más común de la neuro-sarcoidosis y se considera debida a una infiltración granulomatosa o bien por compresión extrínseca de masa granulomatosa. Cualquier par craneal se puede ver afectado, aunque el nervio óptico, facial y vestibulococlear se observan con mayor prevalencia.

La neuritis óptica representa el 7 % y el 35 % de los casos y suele manifestarse en forma de pérdida de agudeza visual subaguda, dolor retrobulbar y papiledema. La afección bilateral es ligeramente más común que la unilateral. El pronóstico suele ser desfavorable, ya que el 30 % de los pacientes presenta un empeoramiento de su agudeza visual, a pesar del tratamiento.

La parálisis del nervio facial se estima entre el 11 y el 25 %. En un 30 %, la neuritis es bilateral, de aparición simultánea o secuencial. El pronóstico suele ser generalmente favorable.

La afectación del nervio vestibulococlear representa el 3-17 % de casos y suele cursar con pérdida de audición y disfunción vestibular.

1.1.2 Afectación meníngea

La meningitis representa entre el 10 % y el 20 % de los casos, aunque se considera que la prevalencia debe ser mayor, dado que algunos estudios de neuroimagen demuestran que puede existir afección leptomeníngea en pacientes asintomáticos.

La clínica habitual es cefalea subaguda o crónica, síndrome constitucional y/o signos de irritación meníngea. El pronóstico es generalmente favorable, ya que suele responder bien al tratamiento con glucocorticoides. Sin embargo, no es inhabitual la recurrencia con la posibilidad de desarrollar complicaciones como hidrocefalia y convulsiones.

1.1.3   Disfunción neuroendocrinológica

La disfunción del eje hipófisis-hipotálamo y de la glándula pituitaria por infiltración granulomatosa se observa en el 2-8 % de los pacientes. Generalmente, la clínica es de inicio insidioso con polidipsia y poliuria en relación con una diabetes insípida, aunque también puede manifestarse como amenorrea, disminución de la libido y galactorrea, secundarias a hiperprolactinemia.

Otras afecciones menos frecuentes son las relacionadas con una menor secreción de hormona estimulante del tiroides, hormona del crecimiento y/o hormona adrenocorticotropa.

1.1.4   Enfermedad del parénquima cerebral

La afección parenquimatosa cerebral puede presentarse en un 20-45 % de pacientes, en forma de lesiones solitarias o nódulos múltiples, que tienden a aparecer generalmente cerca de áreas de afección meníngea.

La clínica depende de la localización de la lesión, y puede generar déficit neurológico focal, multifocal o, incluso, encefalopatía difusa. Las manifestaciones más frecuentes son cefalea, convulsiones, disfunción cognitiva, cambios de personalidad, debilidad, hidrocefalia y alteración de la marcha.

Aproximadamente el 15 % de los pacientes desarrollará convulsiones, bien focales o generalizadas, que suelen asociarse a formas más graves y recurrentes de la enfermedad. El 20 % de los pacientes presenta síntomas y signos asociados a déficits cognitivos y problemas conductuales, de naturaleza multifactorial.

Se considera que los pacientes con neurosarcoidosis tienen a un mayor riesgo de padecer accidentes cerebrovasculares, que se han relacionado con el desarrollo de una angeítis crónica que provoca una arteriosclerosis prematura.

1.2 Diagnóstico

Existen dos escenarios clínicos en los que sería razonable sospechar neurosarcoidosis:

- La aparición de una manifestación clínica neurológica en un paciente ya diagnosticado de sarcoidosis.
- La aparición de síntomas y/o signos típicos de neurosarcoidosis en un paciente sin diagnóstico establecido de sarcoidosis.

La sospecha clínica requiere una evaluación cuidadosa de las posibles manifestaciones sistémicas de la enfermedad, unida a una minuciosa evaluación neurológica.

El diagnóstico se basa en evidenciar signos de neuroinflamación y las técnicas más utilizadas son el análisis del líquido cefalorraquídeo (LCR) y la neuroimagen.

El análisis del LCR es útil para establecer la presencia de inflamación intratecal y descartar otras patologías. Los hallazgos más frecuentes son la hiperproteinorraquia y la pleocitosis linfocitaria. En el 50 % de los casos podemos detectar hipoglucorraquia.

La resonancia magnética nuclear (RMN) es la exploración más sensible para detectar anomalías en el parénquima cerebral, leptomeninges y médula espinal. La tomografía axial computarizada puede ser útil en pacientes con contraindicaciones para la RMN, aunque es menos precisa en evaluar la afectación del SNC. Es importante tener en cuenta que la RMN puede ser normal, especialmente en pacientes tratados con glucocorticoides o neuropatía craneal.

El diagnóstico definitivo requiere sospecha clínica, imagen compatible y la presencia de granulomas sarcoideos en la biopsia del SNC, así como la exclusión de otros diagnósticos.

Dada la naturaleza invasiva de la biopsia, a menudo no es factible la confirmación histopatológica. Se considera diagnóstico probable una presentación clínica sugestiva de neurosarcoidosis con evidencia de inflamación mediante neuroimagen, análisis del LCR y la confirmación histopatológica de sarcoidosis a nivel sistémico.

1.3 Tratamiento

A diferencia de la sarcoidosis pulmonar, la resolución espontánea de la neurosarcoidosis es poco frecuente (a excepción de la afectación del nervio facial) y requiere tratamiento para minimizar la morbimortalidad.

Los glucocorticoides son la piedra angular del tratamiento. Su eficacia es demostrada en estudios observacionales, aunque la tasa de respuesta es algo inferior a la sarcoidosis pulmonar. Frecuentemente se requieren fármacos inmunosupresores, bien como terapia inicial en afectaciones moderadas-severas, bien como tratamiento de segunda línea en pacientes con recidiva o recaída.

El metotrexato es el agente inmunosupresor que dispone de datos de eficacia más amplios. La ciclofosfamida es una buena opción en enfermedad neurológica severa.

Agentes biológicos, como infliximab, parecen ser efectivos en pacientes con neurosarcoidosis severa o que hayan fracasado con otras terapias.

2　Meninges y pares craneales

Dentro la afectación neurológica de la sarcoidosis, la más frecuente afectaciones la de los pares craneales. El principal nervio afectado es el facial (VII par) en el contexto de un síndrome de Heerfordt/fiebre uveo-parotídea. Se describe en hasta el 25 % de los casos de sarcoidosis extrapulmonar, y no es infrecuente el daño bilateral, que puede presentarse de forma concomitante o aditiva en hasta un tercio de los casos. Se cree que el origen de la lesión neurológica es debido a una inflamación de la región perineural, epineural o como resultado de una leptomeningitis subyacente.

El siguiente par craneal en frecuencia es el nervio óptico (II par), predominantemente de forma bilateral. La clínica cursa con pérdida de la agudeza visual, dolor retrobulbar y papiledema en la exploración física. El pronóstico suele ser desfavorable a pesar del tratamiento.

La afectación del nervio vestíbulo-coclear (VIII par) aparece en hasta un 15 % de los pacientes con neurosarcoidosis. Clínicamente cursa con vértigo asociado o no con una pérdida intermitente o permanente de la audición. Suele ocurrir en el contexto de afectación granulomatosa meníngea. El resto de pares craneales pueden verse afectados de forma aislada o junto con la presencia de otra manifestación neurológica, aunque de forma más remota.

La meningitis sarcoidea suele existir de manera silente en un alto porcentaje de los casos. Clínicamente aparece en un 20 % de las formas neurológicas, y cursa como una meningitis subaguda-crónica aséptica con hallazgos de pleocitosis en el LCR y proteinorraquia. La hipoglucorraquia es infrecuente. No obstante, hay casos en los que el LCR puede tener valores dentro de la normalidad. Es posible la medición del cociente CD4/CD8 aumentado en el LCR, de forma paralela a lo que ocurre en el lavado broncoalveolar. La medición de la enzima convertidora de la angiotensina (ECA) en el LCR, aunque no patognomónica, resulta de ayuda en hasta el 75 % de los casos. También es posible encontrar bandas oligoclonales hasta en un 50 % de los casos. Todos estos hallazgos son inespecíficos y pueden hallarse en otros procesos infecciosos o neuroinflamatorios, por lo que es preciso excluir estos trastornos. La resonancia magnética con gadolinio es la prueba más rentable a la hora de valorar la afectación meníngea, plantear un control evolutivo y evaluar respuesta terapéutica.

En general para las afectaciones leves se recomienda tratamiento con glucocorticoides a dosis de 0,25-0,5 mg/kg durante las primeras semanas, con pautas descendentes posteriormente. Algunos autores recomiendan añadir desde el inicio un inmunosupresor clásico como metotrexato o azatioprina. Micofenolato de mofetilo se puede utilizar, aunque existen estudios que sugieren mayores recurrencias que metotrexato. La hidroxicloroquina puede utilizarse como fármaco coadyuvante. En casos graves se recomiendan pulsos de corticoides intravenosos junto con ciclofosfamida o infliximab, cuyo uso debe iniciarse precozmente, puesto que es más efectivo. Existe poca experiencia con otra terapia biológica como rituximab o adalimumab.

A pesar de las buenas respuestas terapéuticas, pueden existir recurrencias y complicaciones secundarias a la inflamación granulomatosa como hidrocefalia comunicante o crisis comiciales, que precisarían tratamiento específico.

3   Afectación del sistema nervioso periférico en la sarcoidosis

La prevalencia de afectación del sistema nervioso periférico (SNP) en la sarcoidosis oscila entre 0, 3-5 % según las series. En la fisiopatología se involucran dos mecanismos, la formación de granulomas y la vasculitis granulomatosa que conducen a isquemia del nervio y posterior degeneración axonal; la presencia de vasculitis granulomatosa en una biopsia de nervio obliga a excluir otros tipos de vasculitis. La neuropatía periférica es muy infrecuente, habiéndose descrito un amplio espectro de cuadros clínicos como la neuropatía aguda sensitivo-motora focal o multifocal, el síndrome de Guillain-Barré, la neuropatía sensitivo-motora subaguda o crónica, la mononeuritis múltiples y la neuropatía sensitivo-motora subaguda multifocal con bloqueo de la conducción.

Desde el punto de vista analítico y, al igual que en otras formas de sarcoidosis, puede observarse un aumento leve en los reactantes de fase aguda, leucopenia y/o linfopenia, hipercalciuria y elevación de la ECA. En aproximadamente la mitad de los pacientes con parálisis de pares y neuropatía periférica, la punción lumbar puede mostrar una presión de apertura elevada con hiperproteinorraquia; otros hallazgos del LCR son la elevación de la ECA, lisozima y microglobulina β2, así como un aumento del cociente linfocitos CD4/CD8.

No existe buena correlación entre las pruebas de imagen y las manifestaciones clínicas, siendo algunos hallazgos radiológicos silentes. En la resonancia magnética se puede observar captación de nervios craneales y raíces nerviosas. El estudio electrofisiológico muestra generalmente datos de una neuropatía sensitivomotora axonal generalizada; en casos de Guillain-Barré puede haber datos mixtos de afectación axonal y desmielinizante.

En la biopsia de nervio el hallazgo característico es la presencia de granulomas sarcoideos que se localizan fundamentalmente a nivel epineural y en menos ocasiones endoneural, junto a infiltrados inflamatorios perineurales y pérdida de axones y fascículos nerviosos de forma asimétrica; pueden coexistir datos de vasculitis necrotizante linfocítica. Es frecuente encontrar granulomas no caseificantes en la biopsia muscular adyacente a la lesión nerviosa, por lo que se recomienda realizarla simultáneamente para aumentar su sensibilidad.

El diagnóstico de neuropatía sarcoidea se clasifica en *posible, probable* y *definido* siguiendo los mismos criterios utilizados para el diagnóstico de neurosarcoidosis, dependiendo de la no demostración, demostración fuera del SNP o demostración en el SNP de granulomas no caseificantes de tipo sarcoideo, respectivamente.

Los corticoides e inmunosupresores clásicos como el metotrexato, la azatioprina y la ciclosporina A son la base del tratamiento.

4   Afectación ocular

La sarcoidosis es una de las causas conocidas de inflamación ocular y puede afectar a cualquier parte del ojo desde los párpados hasta el nervio óptico y los tejidos perioculares. La sarcoidosis ocular (SO) puede ser el primer síntoma del inicio de la enfermedad en el 20-30 % de los casos. El manejo multidisciplinario de esta patología es necesario tanto para el diagnóstico como para el tratamiento de las manifestaciones oculares y sistémicas.

La SO se describió por primera vez a principios del siglo xx. La variabilidad de los criterios diagnósticos desde entonces ha dificultado los estudios epidemiológicos. La prevalencia de la afectación ocular en pacientes con sarcoidosis sistémica varía del 13 al 79 % según las series.

Parece que existe mayor predisposición al desarrollo de afectación ocular en mujeres y en afroamericanos. En niños, la SO constituye el 1-3 % de las causas de uveítis en estudios realizados en centros de referencia.

4.1 Manifestaciones clínicas de la sarcoidosis ocular

La afectación ocular por sarcoidosis puede causar disminución de la agudeza visual y se caracteriza por una inflamación granulomatosa que puede afectar a cualquier estructura ocular y tejidos perioculares (tabla 4.1).

A pesar de la larga lista de manifestaciones oculares por sarcoidosis, las más frecuentes son el ojo seco y los nódulos conjuntivales.

La uveítis por sarcoidosis se caracteriza por ser clásicamente de afectación bilateral y crónica en el 90 % de los casos y es una de las causas en las que hay que pensar cuando un paciente es diagnosticado de uveítis granulomatosa. La uveítis granulomatosa se define por la presencia de alguno de los siguientes signos oculares: precipitados queráticos en grasa de carnero, nódulos en la malla trabecular o en el iris y/o granuloma coroideo. Aunque estos signos son típicos de la uveítis sarcoidea, en ocasiones si el comienzo es muy temprano o si el paciente ha recibido tratamiento previamente, pueden no estar presentes. En España, los principales estudios epidemiológicos muestran una frecuencia de la uveítis sarcoidea del 2 al 3 % de total de las uveítis diagnosticadas en centros de referencia.

La afectación del nervio óptico se produce por la formación de granulomas y sus secuelas relacionadas con la inflamación. La afectación del párpado y tejidos perioculares puede variar desde una inflamación parcial o total de párpado hasta lesiones nodulares o incluso llegar a producir verdaderas masas palpebrales.

En la conjuntiva se pueden encontrar lesiones típicas como los nódulos con-

Estructuras oculares afectadas	Manifestaciones
Párpados	Granuloma palpebral, madarosis ciliar, poliosis, entropion, triquiasis y lagoftalmos
Conjuntiva	Granuloma o nódulo conjuntival, sinequias anteriores periféricas, hipertensión ocular y glaucoma
Epiesclera/esclera	Epiescleritis y escleritis
Córnea	Queratitis periférica ulcerativa (PUK), queratitis intersticial, queratopatía por exposición y queratopatía en banda
Malla trabecular y ángulo de cámara anterior	Granuloma trabecular, sinequias anteriores periféricas, hipertensión ocular y glaucoma
Iris	Uveítis anterior (iritis), nódulos o granulomas del iris, sinequias posteriores y anomalías pupilares
Cristalino	Catarata
Pars plana/vítreo	Uveítis intermedia
Retina	Retinitis, vasculitis retiniana y edema macular
Coroides	Coroiditis y granuloma coroideo
Nervio óptico	Papilitis, papiledema, granuloma óptico, neuropatía y atrofia de nervio óptico
Glándulas lagrimales	Granuloma, dacrioadenitis, queratoconjuntivitis seca
Sistema de drenaje nasolacrimal	Obstrucción del conducto nasolacrimal
Musculatura extraocular y tejidos perioculares	Granuloma, estrabismo, proptosis y compresión del nervio óptico
Vías nerviosas oculares intracraneales	Disminución de la agudeza visual, defectos en el campo visual, alteración de la respuesta pupilar y del movimiento ocular

Tabla 4.1. Manifestaciones oculares de la sarcoidosis según la localización anatómica.

juntivales sobre todo localizados en las áreas bulbares y peribulbares. La esclera no es una estructura de afectación típica de la sarcoidosis pero hay que tenerla en cuenta dentro del diagnóstico diferencial de la escleritis. Se puede manifestar en forma anterior difusa, anterior nodular o posterior y es más frecuente la forma no necrotizante y suele responder a tratamiento esteroideo.

La córnea se afecta frecuentemente en forma de queratitis *puntata* superficial secundaria a queratoconjuntivitis seca. En los pacientes con inflamación crónica se pueden encontrar opacidades en banda periféricas como resultado de los depósitos de calcio en la membrana subepitelial de Bowman.

La glándula lagrimal es el órgano más frecuentemente afecto en la órbita por la sarcoidosis. Puede no producir síntomas o bien manifestarse en forma de masa palpable.

La queratoconjuntivitis seca es producida por la disminución de la secreción de lágrima secundaria a la inflamación de la glándula lagrimal o su infiltración. Se puede manifestar en forma de irritación, lagrimeo, epiteliopatía corneal, abrasión, infección y cicatriz permanente corneal.

La inflamación granulomatosa puede afectar también al sistema de drenaje lagrimal produciendo obstrucción y epifora.

La elevación de la presión introcular (PIO) es también frecuente en pacientes con sarcoidosis ocular, tanto la PIO como el glaucoma se producen como consecuencia de la disfunción de la malla trabecular debido al edema y a la obstrucción por las células inflamatorias.

La formación de catarata es otra manifestación y a su vez complicación de la sarcoidosis ocular que puede producir pérdida de agudeza visual. Esta complicación puede ser debida tanto a la propia afectación inflamatoria como al uso crónico de esteroides tópicos regionales o sistémicos.

4.2 Diagnóstico

La sarcoidosis ocular puede afectar a varias estructuras simultáneamente y la prueba «estándar de oro» o *gold standard* para el diagnóstico es la biopsia tisular. A nivel ocular los tejidos más accesibles para biopsiar son las glándulas lagrimales o los tejidos perioculares. Pero en algunas ocasiones la biopsia no será accesible; por lo tanto, en los casos que la primera manifestación sea la ocular habrá que solicitar pruebas diagnósticas para valorar la afectación de otras zonas como son los ganglios linfáticos y el parénquima pulmonar. En la sarcoidosis ocular, aunque la ECA puede encontrarse elevada, no es un marcador sensible ni específico para el diagnóstico. En la práctica clínica se debería solicitar una radiografía simple de tórax y en aquellos individuos con alteraciones sospechosas o sugestivas de sarcoidosis completar el estudio mediante tomografía computarizada. La biopsia conjuntival es un procedimiento simple y útil cuando los pacientes presentan nódulos conjuntivales o folículos prominentes. En aquellos que no presentan lesiones conjuntivales, no está tan clara la rentabilidad de esta prueba.

En 2009 se publicaron los primeros criterios diagnósticos de sarcoidosis ocular por el grupo International Workshop on Ocular Sarcoidosis (IWOS). En 2017 se han publicado los nuevos criterios revisados para la sarcoidosis ocular por este mismo grupo (tabla 4.2).

---

1. Se debe descartar otras causas de uveítis granulomatosa

---

2. Signos clínicos intraoculares sugestivos de sarcoidosis ocular

- Precipitados en grasa de carnero y/o nódulos pupilares marginales (Koeppe) o en el estroma (Busacca)
- Nódulos en malla trabecular o sinequias anteriores en tienda de campaña
- Opacidades vítreas en forma de collar de perlas o en bola de nieve
- Lesiones periféricas corioretinianas múltiples (activas y atróficas)
- Periflebitis segmentaria y/o nodular (en gotas de cera) y/o macroaneurismas en el ojo inflamado
- Nódulos en disco óptico/ granulomas y/o nódulos coroideo solitario
- Bilateralidad

---

3. Pruebas diagnósticas sugestivas de sarcoidosis ocular

- Linfadenopatías hiliares bilaterales en radiografía o TAC torácico
- Prueba de la tuberculina negativa o método de detección *in vitro* de la liberación de interferón gammapositivos (IGRA)
- Elevación de ECA en suero
- Elevación de lisozima en suero
- Elevación de la *ratio* CD4/CD8 (> 3,5) en muestra de lavado broncoalveolar
- Captación patológica en gammagrafía con galio 67 o en tomografía por emisión de positrones (PET)
- Linfopenia
- Cambios en el parénquima pulmonar compatibles con sarcoidosis

---

4. Criterios diagnósticos

- Sarcoidosis ocular definitiva: biopsia diagnóstica de sarcoidosis con uveítis compatible
- Sarcoidosis ocular presunta: ausencia de biopsia compatible, pero presencia de dos signos intraoculares con adenopatía hiliares bilaterales
- Sarcoidosis ocular probable: ausencia de adenopatías hiliares bilaterales y de biopsia compatible pero presencia de tres signos intraoculares y dos pruebas diagnósticas

Tabla 4.2. Criterios revisados para el diagnóstico de sarcoidosis ocular por IWOS 2017.

4.3 Tratamiento

El objetivo del tratamiento en la sarcoidosis ocular es preservar la agudeza visual y evitar las complicaciones. El tratamiento esteroideo tópico, regional o sistémico es la base del tratamiento de la uveítis sarcoidea. Se precisaránotros inmunosupresores cuando el paciente sea dependiente, no responda o no tolere el tratamiento esteroideo. Los inmunosupresores más frecuentemente utilizados en esta enfermedad son el metotrexato, el micofenolato mofetil, la azatioprina y la ciclosporina. Los tratamientos biológicos que se han estudiado han sido los inhibidores del factor de necrosis tumoral alfa (TNFα) como el infliximab, el adalimumab y el golimumab.

En la escleritis y la afectación extraocular se recomienda como primera línea de tratamiento los antinflamatorios no esteroides (AINE), y en pacientes no respondedores se iniciará tratamiento esteroideo. El tratamiento inmunosupresor se reservará para pacientes no tolerantes o no respondedores y dentro de las terapias biológicas se han descrito buenos resultados con rituximab.

Bibliografía recomendada

Crick RP, Hoyle C, Smellie H. The eyes in sarcoidosis. Br J Ophthalmol 1961; 45: 461-81.

Culver DA, Ribeiro Neto ML, Moss BP, Willis MA. Neurosarcoidosis. Seminars in respiratory and critical care medicine 2017; 38 (4): 499-513.

Fanlo P, Heras H, Perez D, Tiberio G, Espinosa G, et al. Caracterización de los pacientes con uveítis remitidos a una unidad multidisciplinar de referencia en el norte de España. Arch Soc Esp Oftamol 2017; 92: 202-9.

Fritz D, van de Beek D, Brouwer MC. Clinical features, treatment and outcome in neurosarcoidosis: systematic review and meta-analysis. BMC Neurol 2016 Nov 15; 16 (1): 220.

Fritz D, Voortman M, van de Beek D, Drent M, Brouwer MC. Many faces of neurosarcoidosis: from chronic meningitis to myelopathy. Curr Opin Pulm Med 2017; 23 (5): 439-46.

Heiligenhaus A, Wefelmeyer D, Wefelmeyer E, Rosel M, Schrenk M. The eye as a common site for the early clinical manifestation of sarcoidosis. Ophthalmic Res 2011; 46: 9-12.

Ibitoye RT, Wilkins A, Scolding NJ. Neurosarcoidosis: a clinical approach to diagnosis and management. J Neurol 2017 May; 264 (5): 1023-8.

Katona I, Weis J. Diseases of the peripheral nerves. Handb Clin Neurol 2017; 145: 453-74.

Kerasnoudis A, Woitalla D, Gold R, Pitarokoili K, Yoon MS. Sarcoid neuropathy: correlation of nerve ultrasound, electrophysiological and clinical findings. J Neurol Sci 2014; 347 (1-2): 129-36.

Mochizuki M, Smith JR, Takase H, Kaburaki T, Acharya NR, et al. Revised criteria of International Workshop on Ocular Sarcoidosis (IWOS) for the diagnosis of ocular sarcoidosis. Br J Ophthalmol 2019; 0: 1-5.

Pasadhika S, Rosembaun JT. Ocular sarcoidosis. Clin Chest Med 2015; 36: 669-83.

Said G. Sarcoidosis of the peripheral nervous system. Handb Clin Neurol 2013; 115: 485-95.

Stern BJ, Royal W 3rd, Gelfand JM, Clifford DB, Tavee J, Pawate S, Baughman RP, *et al.* Definition and Consensus Diagnostic Criteria for Neurosarcoidosis: From the Neurosarcoidosis Consortium Consensus Group. JAMA Neurol 2018; 75 (12): 1546-53.

Ungprasert P, Matteson EL. Neurosarcoidosis. Rheum Dis Clin North Am 2017; 43 (4): 593-606.

West SG. Current management of sarcoidosis I: pulmonary, cardiac, and neurologic manifestations. Current Opinion in Rheumatology 2018; 30 (3): 243-8.

Capítulo 5

Sarcoidosis cardíaca

R. Gómez de la Torre,[1] B. de Escalante Yangüela,[2] P. Pérez Guerrero,[3] M. Bonet Álvarez,[4] R. Pérez-Álvarez[5]

[1] Facultativo especialista de Área
Unidad de Enfermedades Autoinmunes
Unidad de Gestión Clínica de Medicina Interna
Hospital Universitario Central de Asturias
Oviedo

[2] Jefe de Sección
Servicio de Medicina Interna
Unidad Enfermedades Autoinmunes
Hospital Clínico Lozano Blesa
Zaragoza

[3] Servicio de Medicina Interna
Hospital Universitario Puerta del Mar
Cádiz

[4] Servicio de Medicina Interna
Unidad Funcional de Enfermedades Sistémicas
Althaia - Xarxa Assistencial Universitària de Manresa
Manresa

[5] Servicio de Medicina Interna
Hospital Alvaro Cunqueiro
Vigo
Coordinador de la Línea de Investigación en Sarcoidosis
Grupo de Estudio de Enfermedades Autoinmunes (GEAS)
Sociedad Española de Medicina Interna (SEMI)

Dirección para correspondencia
Roberto Pérez-Álvarez
roberto.perez.alvarez@sergas.es

Sinopsis

La afectación cardíaca clínicamente manifiesta ocurre en menos del 5 % de los pacientes con sarcoidosis. Las tres manifestaciones principales de la sarcoidosis cardíaca son las alteraciones de la conducción, las arritmias ventriculares y la insuficiencia cardíaca. Se estima que entre el 20 y el 25 % de los pacientes pueden presentar un compromiso cardíaco asintomático (enfermedad clínicamente silente). El diagnóstico de sarcoidosis cardíaca es un reto debido al bajo rendimiento de la biopsia endomiocárdica y a la limitada precisión de varios criterios clínicos. Los principales estudios refuerzan el papel de la resonancia magnética cardíaca (RMC) en la evaluación inicial de pacientes con sospecha de sarcoidosis cardíaca, con la tomografía por emisión de positrones cardíaca (TEPC) como prueba diagnóstica inicial alternativa o complementaria en pacientes en los que la resonancia puede estar contraindicada o el resultado sea negativo. En pacientes con enfermedad clínicamente manifestada, la extensión de la disfunción ventricular izquierda parece ser el predictor de pronóstico más importante. El uso de corticosteroides intenta disminuir el grado de inflamación miocárdica, aunque los pacientes con lesiones irreversibles que provocan trastornos del ritmo suelen requerir la implantación de dispositivos cardíacos, principalmente con desfibriladores cardioversores implantables.

1   Incidencia y prevalencia

Desde el punto de vista clínico, la afectación cardíaca en la sarcoidosis ocurre en el 5 % de los pacientes, sin embargo las estimaciones en la prevalencia de la sarcoidosis cardíaca han ido variando a lo largo de los años, pues los estudios no han tenido la suficiente homogeneidad en los criterios de inclusión. En Estados Unidos, la prevalencia de sarcoidosis cardíaca, en pacientes que tenían también afectación extracardíaca simultánea, se ha estimado en 20-27 %, sin embargo, en Japón ha llegado hasta el 58 %. La inclusión de distintos fenotipos clínicos es otro factor de dispersión, pues si la presentación clínica es como insuficiencia cardíaca avanzada, se alcanza hasta el 52 % y disminuye hasta 27 % en las autopsias realizadas por muerte cardíaca súbita. La sarcoidosis cardíaca en autopsias se ha detectada hasta en un 20-70 % de los casos que también presentaban afectación extracardíaca. En la tabla 5.1 se exponen las prevalencias observadas en algunas series anteriores a la utilización de la RMC y la TEPC como pruebas de apoyo diagnóstico.

Autor, año	Origen	Criterios	Prevalencia (%)	*n*
Baughman, 2001	Estados Unidos (multicéntrico)	Estudio caso control	2,3	736
Johns, 1999	Estados Unidos (único centro)	Cohorte (crónica)	7	181
Smedema, 2005	Países Bajos (multicéntrico)	Con afectación pulmonar simultánea	19	101
Silverman, 1978	Estados Unidos (único centro)	Autopsias	27	84
Sharma, 1993	Estados Unidos (único centro)	Autopsias	20	123
Iwai, 1993	Japón (datos nacionales)	Autopsias	66	320
Perry, 1995	Estados Unidos (único centro)	Autopsias	75	38

Tabla 5.1 Prevalencia de la sarcoidosis cardíaca.

En el período comprendido entre 1988 y 2012, se produce un llamativo incremento en las tasas anuales de nuevos casos de sarcoidosis cardíaca, con la implementación de la RMC y la TEPC como procedimientos que facilitan el diagnóstico. Así, en Finlandia, se llega a un incremento de la prevalencia de hasta 20 veces sobre todo en los últimos años de ese intervalo, con una tasa anual de nuevos casos: 0,31 por 10^5 en adultos mayores de 18 años, y prevalencia de 2,2 por 10^5 habitantes.

Si se utilizan RMC y TEPC, o los dos procedimientos combinados, se facilita el diagnóstico de las formas silentes de sarcoidosis cardíaca, y nuevamente se describen prevalencias con amplia variabilidad, como se puede observar en la tabla 5.2. Se explica esta situación por la heterogeneidad de las cohortes, la falta de una definición de consenso de la sarcoidosis cardíaca aislada y la falta de criterios generalizados en la utilización de métodos diagnósticos en la afectación extracardíaca de la sarcoidosis.

Área geográfica	Año	n	Sarcoidosis cardíaca (%)	Prueba	Meses
Francia	2002	31	5,9	RMC	3
Francia	2003	50	14	RMC	10
Países Bajos	2005	82	3,7	RMC	19
Estados Unidos	2008	62	38,7	PET/RMC	24
Japón	2014	61	13	RMC	50
Alemania	2016	188	15,4	RMC	Sin seguimiento
Estados Unidos	2011	152	19	RMC	Sin seguimiento
Estados Unidos	2009	81	25,9	RMC	21
Alemania	2013	155	25,5	RMC	31
Estados Unidos	2016	205	20,0	RMC	36

RMC: resonancia magnética cardíaca; PET: tomografía con emisión de positrones.

Tabla 5.2 Prevalencia de la sarcoidosis cardíaca silente.

2   Arritmias cardíacas

Las arritmias pueden ser la primera manifestación de sarcoidosis cardíaca y la ausencia de sarcoidosis extracardíaca conocida no excluye su diagnóstico.

Los síntomas de sarcoidosis cardíaca incluyen palpitaciones, presíncope, síncope, disnea, ortopnea o muerte súbita y ocurren por bloqueo auriculoventricular (AV), arritmias o insuficiencia cardíaca, entre otros.

Las arritmias son causadas por inflamación granulomatosa o formación de cicatrices y su tratamiento difiere según la presentación clínica y la fase evolutiva de la enfermedad.

Se considera que las taquiarritmias ventriculares o los bloqueos de conducción son responsables del 30-65 % de muertes por sarcoidosis cardíaca.

La evaluación inicial de sarcoidosis cardíaca debe incluir síntomas atribuidos a arritmias o afectación del sistema de conducción. Se realizará un electrocardiograma (ECG), ecocardiograma y en pacientes seleccionados estudio Holter. Un ECG anormal y síntomas cardíacos al diagnóstico son predictores de sarcoidosis cardíaca avanzada y por el contrario la sarcoidosis cardíaca es muy rara en pacientes sin síntomas y con ECG normal.

La frecuencia de distintas arritmias y algunas manifestaciones de sarcoidosis cardíaca se representan en la tabla 5.3.

Hallazgos	Prevalencia (%)
Bloqueo AV	26-62
Bloqueo rama derecha	12-61
Bloqueo cardíaco completo	23-30
Taquicardia ventricular	23-50
Muerte súbita	12-65
Taquicardia supraventricular	19-32
Insuficiencia cardíaca congestiva	10-30
Aneurismas ventriculares	10

AV: auriculoventricular. Tomada de Selan *et al.* (2014).

Tabla 5.3. Manifestaciones clínicas de la sarcoidosis cardíaca.

2.1 Arritmias ventriculares

La taquicardia ventricular (TV) puede ser el hallazgo inicial de afectación cardíaca y ocurre en 23-50 % de pacientes con sarcoidosis cardíaca (figura 5.1). Su frecuencia aumenta cuando hay disfunción sistólica o bloqueo cardíaco completo.

Los mecanismos de las arritmias ventriculares asociadas a sarcoidosis cardíaca pueden ser por reentrada, la forma más frecuente, asociada a una fase cicatricial tardía o por actividad focal, relacionada con una fase inflamatoria.

El tratamiento con corticoides puede ser útil en la fase inflamatoria y de escasa utilidad en la fase cicatricial de sarcoidosis cardíaca. La dosis utilizada varía entre 0,5-1 mg/kg/día, pero no se han encontrado diferencias con dosis mayores o menores de 30 mg/día. Se recomienda metotrexato o azatioprina en casos refractarios o como ahorradores de esteroides.

Como terapia antiarrítmica, se prefieren los antiarrítmicos de clase III a los de clase I. El sotalol y la amiodarona son ampliamente utilizados en el tratamiento de la TV, aunque esta última debería evitarse en pacientes con sarcoidosis pulmonar avanzada.

El desfibrilador automático implantable (DAI) se recomienda en sarcoidosis cardíaca y arritmia ventricular sostenida, incluyendo pacientes con parada cardíaca previa y/o FEVI < 35 % a pesar de tratamiento médico óptimo e inmunosupresión (recomenda-

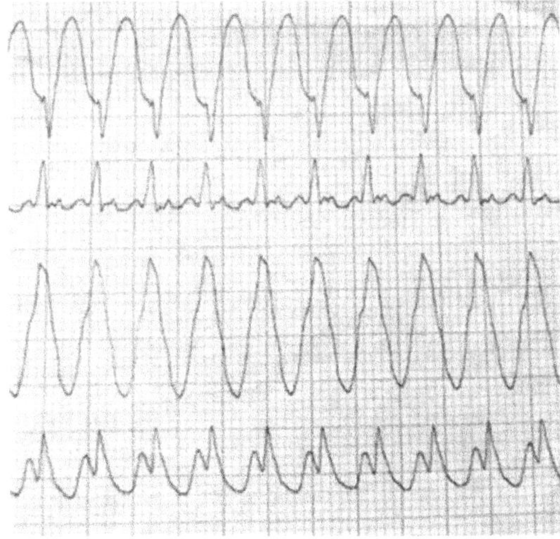

Figura 5.1. Taquicardia ventricular monomorfa sostenida en varón de 47 años con sarcoidosis cardíaca. Precisó cardioversión eléctrica y colocación de un desfibrilador automático implantable o DAI.

ción clase I). También puede ser útil en pacientes con indicación de marcapasos permanente. La ablación se plantea en casos seleccionados, sobre todo en recurrencias de TV.

2.2 Anomalías de conducción

Representan la alteración electrofisiológica más común de sarcoidosis cardíaca (62 %) y los bloqueos AV pueden ser la primera manifestación de sarcoidosis. Se deben a la formación de tejido cicatricial o granulomas en el tabique basal o cerca de la arteria nodal que provoca lesión isquémica en el sistema de conducción.

La sarcoidosis cardíaca puede ser responsable del 19-34 % de bloqueos AV de segundo o tercer grado en adultos jóvenes o de mediana edad.

El bloqueo de rama derecha (BRDHH) se ha observado en 12-32 % de pacientes con sarcoidosis cardíaca, y en sarcoidosis extracardíaca su aparición reciente puede ser un signo de sarcoidosis cardíaca. El BRDHH es más frecuente que el de rama izquierda.

Otras alteraciones encontradas son retrasos en la conducción intraventricular o afectación del nodo sinusal con disfunción o parada sinusal.

Para su tratamiento existen recomendaciones de clase IIa, según la Heart Rhytm Society:

- La implantación de marcapasos puede ser útil en sarcoidosis cardíaca aunque el bloqueo AV revierta transitoriamente.
- La inmunosupresión puede ser útil en pacientes con bloqueo cardíaco Mobitz II o de tercer grado.
- El DAI puede ser útil en pacientes con sarcoidosis cardíaca e indicación de implantación de marcapasos permanente.

  A tener en cuenta que la inmunosupresión aumenta el riesgo de infección del dispositivo y por ello se recomienda, siempre que sea posible, implantar el dispositivo antes de su inicio.

2.3 Arritmias auriculares

Los estudios de arritmias supraventriculares en sarcoidosis cardíaca son escasos y su prevalencia estimada es 32-36 %. La fibrilación auricular (FA) es la más frecuente

(18 %), seguida de taquicardias auriculares (7 %), flúter auricular (5 %) y otras. La mayoría de los pacientes están sintomáticos, pero estas arritmias no representan una causa significativa de muerte en sarcoidosis cardíaca.

Suelen deberse a la disfunción ventricular que provoca la inflamación granulomatosa, a cicatrices en la aurícula o a la dilatación de aurícula izquierda.

Existe escasa evidencia del papel de los corticoides en el tratamiento de las arritmias auriculares y su uso generalizado en FA aislada en sarcoidosis cardíaca no es recomendado.

Algunos autores recomiendan la ablación por catéter en sarcoidosis cardíaca empleando el aislamiento de la vena pulmonar en pacientes con FA sintomática a pesar de tratamiento médico.

La indicación de anticoagulación oral en FA en sarcoidosis cardíaca se basa en la escala CHAD2S2-VASC estimada para la FA no valvular.

3 Afectación del miocardio

Dentro de las manifestaciones de la sarcoidosis, la afectación cardíaca es la complicación más ominosa y que ensombrece claramente el pronóstico de estos pacientes. En estudios autópsicos, el daño miocárdico se observa hasta en un 20 % de los pacientes caucásicos y estadounidenses de raza negra, pero asciende hasta un 70 % en los individuos japoneses, contrastando con el 5 % observado en pacientes con sarcoidosis cardíaca sintomática.

El mecanismo por el que se produce el daño miocárdico podría estar en relación directa con el proceso inflamatorio activo (infiltración miocárdica por granulomas no necrotizantes) o con el desarrollo de fibrosis, como resultado de dicha inflamación. Además, también podrían estar implicados los fármacos como los esteroides, dentro de su perfil de efectos secundarios y otros procesos potencialmente no relacionados con la sarcoidosis, determinados por la presencia de otras patologías del paciente.

Los pacientes con sarcoidosis cardíaca presentan un amplio espectro de características clínicas, pero estas raras veces son evidentes, denominándose sarcoidosis cardíaca silente o subclínica, y dificultando su reconocimiento. Cuando se presenta clínicamente, lo hace bien de manera aislada o acompañada de síntomas extracardíacos mínimos. La clínica cardíaca puede oscilar desde palpitaciones o presíncope hasta insuficiencia cardíaca congestiva con diminución de la fracción de eyección y arritmias mortales incluso como primera manifestación de la enfermedad.

La sarcoidosis cardíaca es una complicación potencialmente grave y una importante causa de muerte, incluso en ausencia de sintomatología, y por tanto requiere un reconocimiento precoz y un tratamiento intensivo una vez detectada.

Es una complicación muy difícil de diagnosticar no solo por su presentación a veces de manera aislada o por la frecuente ausencia de síntomas y/o signos de compromiso cardíaco, sino también por la distribución parcheada de las lesiones.

El reconocimiento del daño miocárdico a partir de criterios diagnósticos como los del Japanese Ministry of Health and Welfare (JMHW) o de la Heart Rhythm Society y de las pruebas diagnósticas clásicas –incluida la biopsia endomiocárdica– puede ser a veces útil, pero tienen una sensibilidad diagnóstica pobre.

En las pruebas de rutina, a veces podemos obtener información morfológica y/o funcional inicial de sospecha de disfunción miocárdica. Sin embargo, en los últimos años, debido a la mejora de las diferentes técnicas diagnósticas como la resonancia magnética mejorada con gadolinio y con realce tardío, y la tomografía con emisión de positrones (PET), se consigue detectar no solo anomalías globales o locales sino también la fibrosis y daños miocárdicos mínimos en pacientes con sarcoidosis cardíaca asintomática. Sin embargo, el pilar del diagnóstico de confirmación sigue siendo el histopatológico, pero cuando este es negativo o no se puede obtener, se complica mucho la situación sobre todo si tenemos afectación cardíaca aislada.

Dentro de las alteraciones miocárdicas en la sarcoidosis destacamos la presencia de una disfunción diastólica, típico de las miocardiopatías restrictivas como consecuencia de una infiltración miocárdica y que en el caso de la sarcoidosis estaría producida por granulomas sarcoideos, localizándose sobre todo a nivel subepicárdico del ventrículo izquierdo y segmentos basales del septo. El ventrículo derecho –que es de donde se obtienen normalmente las biopsias endomiocárdicas– es el que con menos frecuencia se ve afectado. Posteriormente, las zonas infiltradas evolucionan hacia tejido cicatricial sirviendo de sustrato para la formación de TV y arritmias auriculares por reentrada. El engrosamiento/adelgazamiento miocárdico, a nivel interventricular sobre todo, se produce como consecuencia de los fenómenos de inflamación/fibrosis, respectivamente. El adelgazamiento es un dato muy característico de sarcoidosis cardíaca, donde un septo ventricular basal de menos de 4 mm tiene una sensibilidad del 100 % para el diagnóstico. Aunque menos frecuente, podemos observar un engrosamiento o edema de la pared miocárdica en fases agudas de la enfermedad, simulando una hipertrofia ventricular izquierda. La presencia de aneurismas ventriculares o alteraciones segmentarias de la contractilidad, en algunas ocasiones puede simular una cardiopatía isquémica, pero a diferencia de esta última la sarcoidosis suele respetar el subendocardio en la mayoría de los casos. Otras manifestaciones más inusuales son la pericarditis aguda y la pericarditis constrictiva.

En cuanto al pronóstico se ha observado en algunos estudios que la presencia de disfunción del ventrículo derecho, incluso con una fracción de eyección del ventrículo izquierdo preservada o una mayor extensión del realce tardío de gadolinio en la resonancia magnética, puede identificar a los pacientes con mayor riesgo de muerte o de taquicardia ventricular, lo que podría tener implicaciones significativas en las indicaciones terapéuticas futuras.

4   Exploraciones complementarias

El estudio de la posible afectación cardíaca en el paciente con sarcoidosis incluye la realización de diversas exploraciones diagnósticas.

4.1   Holter

El Holter permite identificar arritmias y bloqueos AV. Esta prueba tiene alta sensibilidad (89 %) y baja especificidad (21 %).

4.2   Ecocardiograma

En pacientes con sarcoidosis cardíaca encontramos alteraciones ecocardiográficas entre 4-55 %, aunque no presenten síntomas ni anormalidades en el ECG.

Los hallazgos acostumbran a ser muy variables. Pueden incluir desde áreas de engrosamiento (sobre todo en etapas iniciales, por infiltración) a áreas de adelgazamiento o aneurismáticas (en fases avanzadas, por cicatrices). Es característico que las zonas afectadas no se correspondan con la distribución de las arterias coronarias. La fracción de eyección del ventrículo izquierdo) puede estar preservada o reducida.

Los hallazgos suelen ser inespecíficos para inflamación y con baja sensibilidad para cambios en etapas iniciales. Actualmente la principal función para el ecocardiograma en la sarcoidosis cardíaca es la valoración y seguimiento de la función de eyección del ventrículo izquierdo.

4.3   Resonancia magnética cardíaca

La RMC con gadolinio sería la técnica de elección cuando está indicada una prueba de imagen avanzada. Nos permite valorar la morfología, la funcionalidad del corazón y la estructura de la pared. Un realce tardío de gadolinio (RT) nos mostrará zonas de cicatriz y el aumento de intensidad de la señal en T2 zonas de inflamación (aunque esta última no está bien establecida en el diagnóstico de la sarcoidosis). La RMC tiene un alto valor predictivo negativo, descartando la sarcoidosis cardíaca cuando no se detecta RT. Si tenemos una alta sospecha clínica de sarcoidosis cardíaca, un RT negativo no excluye el diagnóstico. Los marcapasos y desfibriladores implantables que permiten realizar RM pueden causar imágenes de artefacto que dificulten la interpretación de los resultados.

4.4   Tomografía por emisión de positrones con ^{18}F-fluorodesoxiglucosa (PET-FDG)

La tomografía por emisión de positrones (PET) con ^{18}F-fluorodesoxiglucosa (FDG) estaría indicada como prueba avanzada de elección en aquellos pacientes con sarcoidosis extracardíaca conocida que necesiten valoración de la actividad a nivel sistémico. Normalmente la zona de estudio va desde las órbitas hasta la parte superior del muslo, incluyendo así los principales órganos afectados por la sarcoidosis. Se recomienda su uso sobre todo en aquellos pacientes en los que se plantee tratamiento inmunosupresor. En estos casos sirve para detectar inflamación y como base para observar la respuesta al tratamiento comparando con futuros estudios de PET-FDG.

Para poder obtener buenos resultados es importante realizar una buena preparación para suprimir la utilización fisiológica de glucosa por el miocardio. Según la distribución de la captación se definen cuatro patrones:

1. No captación de FDG: patrón normal con buena preparación.
2. Captación difusa de FDG: puede tratarse de que no se ha realizado una buena supresión fisiológica o de afectación sarcoidosis cardíaca con múltiples granulomas difusos.
3. Captación focal de FD.
4. Captación focal sobre captación difusa de FDG.

Los patrones que incluyen captación focal son patológicos, y puede tratarse de inflamación por sarcoidosis cardíaca. En estos casos, para una mejor valoración, se recomienda combinarlo con imágenes de perfusión miocárdica (IPM).

4.5 *Biopsia miocárdica*

La detección de granulomas no caseificante en la biopsia es la prueba «estándar de oro» o *gold standard*. Se recomienda en los casos en que no se dispone de confirmación histológica extracardíaca. El procedimiento tiene una baja sensibilidad, ya que la localización más habitual para las biopsias es en el ventrículo derecho y las áreas más frecuentemente afectadas por sarcoidosis cardíaca son el septo y la cara lateral del ventrículo izquierdo de forma parcheada.

5 Aproximación diagnóstica

A todos los pacientes diagnosticados de sarcoidosis extracardíaca se les tendría que hacer una anamnesis dirigida sobre los síntomas y signos de afectación cardíaca y un ECG. Si observamos alteraciones (ECG o presencia de síntomas/signos) las pruebas iniciales indicadas serán el Holter o el ecocardiograma (con sensibilidad del 100 %, índice de confianza de 95 % del 88-100). Las indicaciones para pruebas de imagen avanzadas (resonancia magnética cardíaca y PET-FDG) son:

- Pacientes diagnosticados de sarcoidosis con sospecha de afectación cardíaca.
- Sospecha de brote en paciente con historia de sarcoidosis cardíaca (sarcoidosis cardíaca) con síntomas, alteraciones en el ECG y/o ecocardiograma no concluyente.

- Monitorización del tratamiento.
- Si las imágenes pueden contribuir a la evaluación del pronóstico que podría tener relevancia para el tratamiento y seguimiento.

Si hay disponibilidad de las dos pruebas se recomienda empezar con la RMC porque da menos resultados inespecíficos. En caso de obtener datos inconcluyentes se recomienda la combinación de ambas (figura 5.2).

En el futuro se prevé que para el diagnóstico de la sarcoidosis cardíaca se usen pruebas de imagen con radiotrazadores y contraste más específicos. Y también dispositivos de imágenes híbridos, como por ejemplo, la PET-RM.

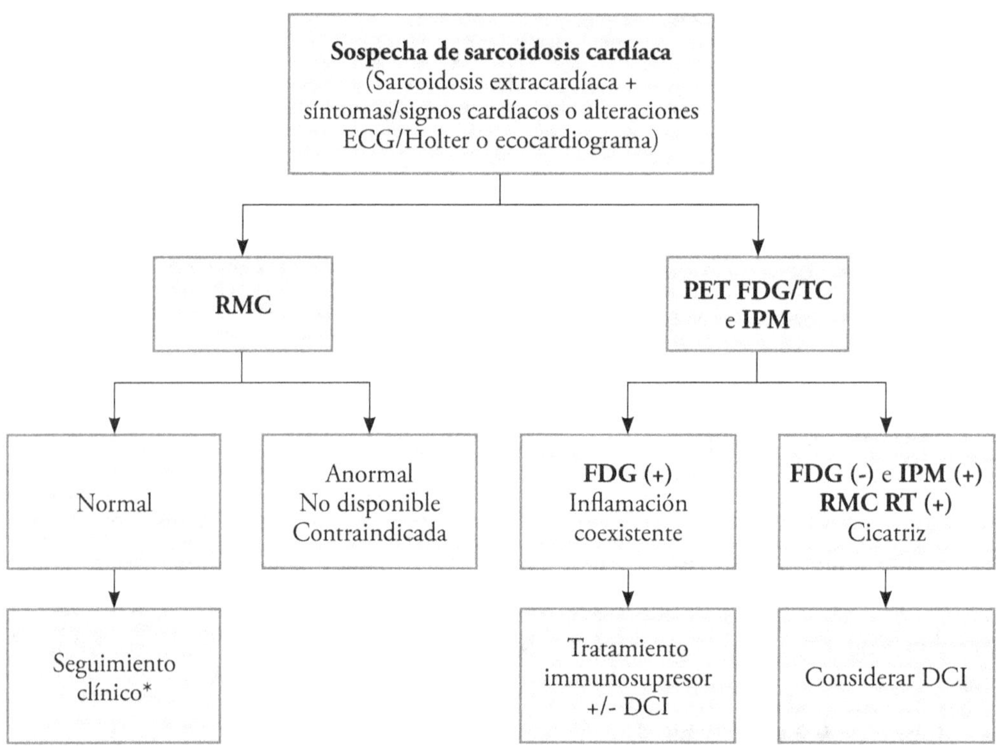

Figura 5.2. Aproximación diagnóstica de la sarcoidosis cardíaca.
**Si hay alta sospecha de SC, aunque la RMC sea normal, se recomienda PET-FDG.*
DCI: desfibrilador cardioversor implantable; ECG: electrocardiograma; ecocardio: ecocardiograma;
FDG: ^{18}F-fluorodesoxiglucosa; IPM: imagen de perfusión miocárdica; PET: tomografía por emisión de
positrones; RMC: resonancia magnética cardíaca; RT: realce tardío de gadolinio; SC: sarcoidosis cardíaca.
Basada en Slart et al. (2018).

Bibliografía recomendada

Birnie DH, Nery PB, Ha AC, Beanlands RSB . Cardiac sarcoidosis. J Am Coll Cardiol 2016; 68: 411-21.

Birnie DH, Sauer WH, Bogun F, Cooper JM, Culver DA, Duvernoy CS, *et al.* HRS expert consensus statement on the diagnosis and management of arrhythmias associated with cardiac sarcoidosis. Heart Rhythm 2014; 11: 1305-23.

Cohen Aubart F, Nunes H, Mathian A, Haroche, Hié M, Le-Thi Huong Boutin D, *et al.* Cardiac sarcoidosis: Diagnosis and therapeutic challenges. Rev Med Interne 2017; 38 (1): 28-35.

Freeman AM, Curran-Everett D, Weinberger HD, Fenster BE, Buckner JK, Gottschall EB, *et al.* Predictors of cardiac sarcoidosis using commonly available cardiac studies. Am J Cardiol 2013; 112 (2): 280-5.

Ise T, Hasegawa T, Morita Y, Yamada N, Funada A, Takahama H, *et al.* Extensive late gadolinium enhancement on cardiovascular magnetic resonance predicts adverse outcomes and lack of improvement in LV function after steroid therapy in cardiac sarcoidosis. Heart 2014; 100 (15): 1165-72.

Isobe M, Tezuka D. Isolated cardiac sarcoidosis: Clinical characteristics, diagnosis and treatment. Int J Cardiol 2015; 182: 132-40.

Jaimes Castellanos CP. Infiltrative cardiomyopathies. Contribution of cardiac resonance. Rev Colomb Cardiol 2019 (en prensa).

Juneau D. Nery P, Russo J de Kemp RA, Leung E, Beanlands RSB, Birnie DH. How common is isolated cardiac sarcoidosis? Extra-cardiac and cardiac findings on clinical examination and whole-body 18F-fluorodeoxyglucose positron emission tomography. Int J Cardiol 2018; 253: 189-93.

Kandolin R, Lehtonen J, Airaksinen J, Vihinen T, Miettinen H, Ylitalo K, *et al.* Cardiac sarcoidosis: epidemiology, characteristics, and outcome over 25 years in a nationwide study. Circulation 2015; 131 (7): 624-32.

Kron J, Ellenbogen KA. Cardiac sarcoidosis: contemporary review. J Cardiovasc Electrophysiol 2015; 26: 104-9.

Matusewicz-Boros MM, Boros PW, Wiatr E, Zych J, Piotrowska- Kownacka D, Roszkowski-Sliz K. Prevalence of cardiac sarcoidosis in White population a case control study. Proposal for a novel risk index base don commonly avaible test. Medicine 2016; 95 (32): e4518.

Mehta D, Willner JM, Akhrass PR. Atrial fibrillation in cardiac sarcoidosis. J Atr Fibrillation 2015; 8: 1288.

Murtagh G, Laffin LJ, Beshai JF, Maffessanti F, Bonham CA, Patel AV., *et al.* Prognosis of myocardial damage in sarcoidosis patients with preserved left ventricular ejection fraction: Risk stratification using cardiovascular magnetic resonance. Circ Cardiovasc Imaging 2016; 9 (1): e003738.

Okada DR, Bravo PE, Vita T, Agarwal V, Osborne MT, Taqueti VR, Skali H, *et al.* Isolated cardiac sarcoidosis: A focused review of an under recognized entity. J Nucl Cardiol 2018; 25: 1136- 46.

Patel AR. Detection of cardiac sarcoidosis: a balancing act between symptoms and imaging findings. JACC: Cardiovascular Imaging 2017; 10 (12): 1448-50.

Patel MR, Cawley PJ, Heitner JF, Klem I, Parker MA, Jaroudi WA, *et al.* Detection of myocardial damage in patients with sarcoidosis. Circulation 2009; 120 (20): 1969-77.

Selan JC, Michaelson M, Fanburg BL, Estes NA. Evaluation and management of heart rhythm disturbances due to cardiac sarcoidosis. Heart Lung Circ 2014; 23: 1100-9.

Slart *et al.* A joint procedural position statement on imaging in cardiac sarcoidosis: from the Cardiovascular and Inflammation & Infection Committees of the European Association of Nuclear Medicine, the European Association of Cardiovascular Imaging, and the American Society of Nuclear Cardiology. J Nucl Cardiol 2018; 25 (1): 298-319.

Yada H, Soejima K. Management of arrhythmias associated with cardiac sarcoidosis. Korean Circ J 2019; 49: 119-33.

Capítulo 6

Afectación digestiva

S. Retamozo,[1] M. Akasbi Montalvo,[2] M.M. Ruiz Brunner,[3] M.O. Achad,[4] K. Bari,[5] A. Flores-Chávez[6]

[1] Instituto de Investigaciones en Ciencias de la Salud (INICSA), Universidad Nacional de Córdoba (UNC), Consejo Nacional de Investigaciones Científicas y Técnicas (CONICET)
Córdoba (Argentina)
Instituto Universitario de Ciencias Biomédicas de Córdoba (IUCBC)
Córdoba (Argentina)

[2] Servicio de Medicina Interna
Hospital Universitario Infanta Leonor. Madrid

[3] Escuela de Nutrición, Facultad de Ciencias Médicas, Universidad Nacional de Córdoba
Córdoba (Argentina)
Instituto de Investigaciones en Ciencias de la Salud (INICSA), Universidad Nacional de Córdoba (UNC), Consejo Nacional de Investigaciones Científicas y Técnicas (CONICET)
Códoba (Argentina)

[4] Clínica Médica, Instituto Modelo de Cardiología Privado SRL
Córdoba (Argentina)
Cátedra de Medicina Interna, Hospital San Roque, Universidad Nacional de Córdoba
Córdoba (Argentina)

[5] Division of Digestive Diseases, Department of Medicine
University of Cincinnati
Cincinnati, Ohio (USA)

[6] Laboratory of Autoimmune Diseases Josep Font, IDIBAPS-CELLEX
Servicio de Enfermedades Autoinmunes, ICMiD
Hospital Clínic
Barcelona

Dirección para correspondencia
Soledad Retamozo
soleretamozo@hotmail.com

Sinopsis

La afectación del aparato digestivo por la sarcoidosis es muy heterogénea, tanto en frecuencia como en importancia clínica. Si bien el hígado es uno de los órganos extratorácicos más frecuentemente afectados por la enfermedad, la afectación del tracto gastrointestinal (GI) o del páncreas son muy poco frecuentes, hasta tal punto que la afectación de dichos órganos no está incluida en la clasificación WASOG que detalla las principales manifestaciones de la sarcoidosis extratorácica. En los pocos estudios que han analizado su prevalencia, la frecuencia de sarcoidosis gastrointestinal o pancreática está siempre por debajo del 1 %. En cambio, la afectación hepática se sitúa alrededor del 10 %. La presentación clínica de la sarcoidosis hepática tiene un amplio espectro y generalmente está representada por las características histopatológicas subyacentes. Respecto a la afectación gastrointestinal, cualquier parte del intestino puede estar afectada por la enfermedad, algunas son más frecuentes que otras, afectando principalmente al estómago (78 %), seguida del colon (25 %) y el recto (19 %), y con menos frecuencia eduodeno (9 %) y el esófago (9 %). Hay muy poca información específica disponible para el tratamiento de la sarcoidosis digestiva y aún menos para los diferentes escenarios clínicos que pueden aparecer en cada órgano.

1   Sarcoidosis gastrointestinal

La afectación gastrointestinal es una de las manifestaciones extratorácicas más infrecuentes de la sarcoidosis. En frecuencia, la afectación gastrointestinal sigue un orden decreciente esófago-colónico (figura 6.1).

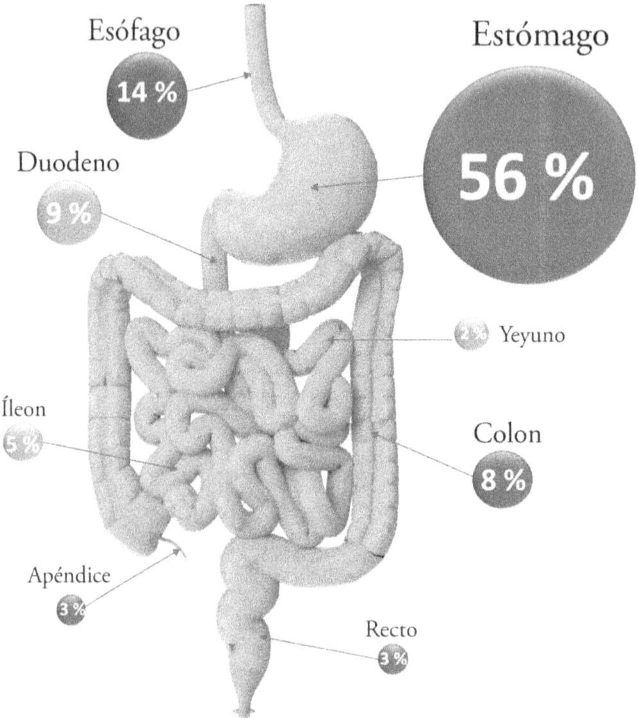

*Figura 6.1. Sarcoidosis gastrointestinal: frecuencia de afectación según
el número total de casos reportados en la literatura.*

1.1 Sarcoidosis esofágica

La afectación esofágica en la sarcoidosis se ha descrito en el 0,6 % de los pacientes con sarcoidosis. De forma individual, se han caracterizado cerca de 40
casos: en casi la mitad de estos (45 %), se diagnosticó afectación esofágica en
pacientes con sarcoidosis ya diagnosticada, y de los 36 casos con información
disponible, fue la única afectación gastrointestinal en 28 (78 %). El esófago inferior fue el más afectado (43 %), seguido del esófago superior (32 %) y medio
(25 %). La disfagia es el síntoma clave que sugiere sarcoidosis esofágica, y rara
vez se han comunicado otros síntomas, como pérdida de peso, dolor abdominal,
odinofagia, ronquera/disfonía o anemia. Además, algunos pacientes pueden ser
diagnosticados de una afectación asintomática del esófago concomitante a una
sarcoidosis gástrica.

1.2   Sarcoidosis gástrica

La frecuencia en las series generales es muy rara, con un solo caso (0,6 %) con afectación gástrica en 164 pacientes con sarcoidosis, mientras que en otro estudio se identificó solo un caso de sarcoidosis en 5.000 endoscopias de rutina. Sin embargo, el estómago es la localización gastrointestinal más afectada de la sarcoidosis en 132 (59 %) de 224 casos de sarcoidosis gastrointestinal analizados en una reciente revisión sistemática (figura 6.2). Como también sucede en otros compromisos de la sarcoidosis, no siempre se asocia con síntomas gastrointestinales. En 1968, Palmer realizó biopsias gástricas en pacientes con sarcoidosis sin síntomas gastrointestinales y encontró granulomas no caseificantes en 6 (10 %) de 60 pacientes, todos con estudios endoscópicos normales. Casi la mitad de los casos se diagnosticaron en pacientes con sarcoidosis ya diagnosticados (49 de 96), y 54 (51 %) de 106 presentaron afectación en otras localizaciones digestivas. Con respecto a la ubicación anatómica de la sarcoidosis gástrica, fue difusa o al menos en dos ubicaciones diferentes (39), antro (23), curvatura menor (12), área pilórica (6), cuerpo (5), curvatura mayor (3) y anastomosis gastroduodenal (1) (figura 6.3).

Los síntomas causados por la sarcoidosis gástrica varían ampliamente de acuerdo con la afectación anatómica, el mecanismo patógeno o la afectación localizada o difusa. Además de los casos reportados por Palmer, hay cinco casos reportados de endoscopia normal con biopsia positiva y cuatro casos adicionales que se presentan con otras complicaciones gastrointestinales en las que la endoscopia gástrica

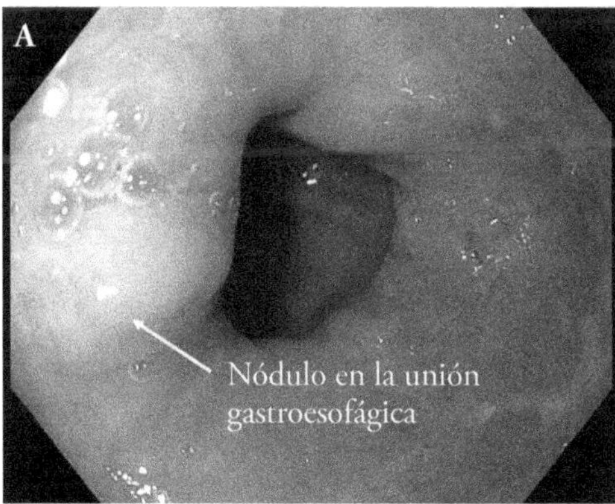

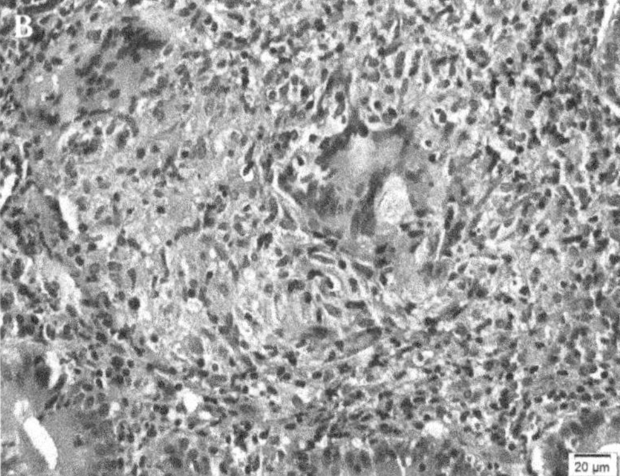

Figura 6.2. Imagen endoscópica de lesión nodular en la zona gastroesofágica (A) con diapositiva histológica correspondiente que revela granulomas no caseificantes (B).

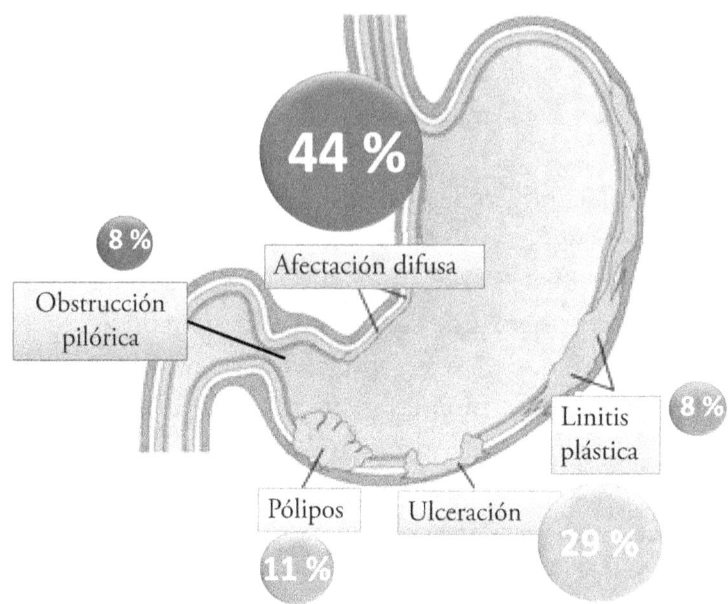

Figura 6.3. Sarcoidosis gástrica: frecuencia según las principales implicaciones anatómicas y mecanismos patógenos subyacentes.

fue anormal y las biopsias gástricas confirmaron la enfermedad. El cuadro clínico en los casos sintomáticos está dominado por el dolor epigástrico, las náuseas, los vómitos y la pérdida de peso.

1.3   Sarcoidosis del intestino delgado

La sarcoidosis del intestino delgado es la forma menos común de sarcoidosis gastrointestinal. Hay 34 casos reportados de sarcoidosis que afectan al intestino delgado; los pacientes ya estaban diagnosticados de sarcoidosis cerca en casi la mitad de los casos. La afectación del duodeno representa dos tercios de los casos.

1.4   Sarcoidosis del intestino grueso

Hay casi 30 casos reportados de sarcoidosis del intestino grueso que afectan al colon (15 casos), el apéndice (8 casos) y el recto (4 casos) (figura 6.4). En 10 de 19 casos, los pacientes ya tenían un diagnóstico de sarcoidosis y en 10 de 19 tenían otras afecta-

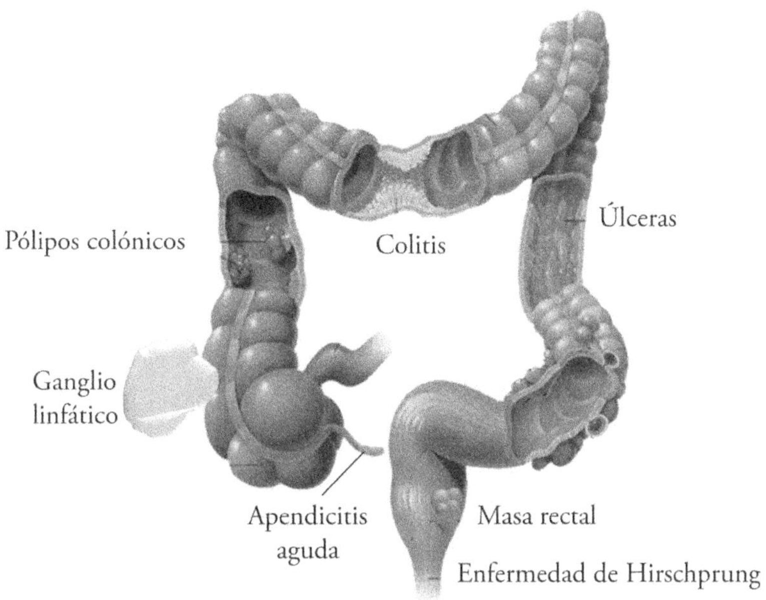

Figura 6.4. Afectación del intestino grueso por sarcoidosis.

ciones gastrointestinales. La sarcoidosis colónica afectó de manera frecuente al colon ascendente y al ciego. Las principales presentaciones clínicas incluyen la sospecha de cáncer de colon debido a estenosis, el descubrimiento incidental después de estudios o procedimientos colónicos de rutina, o la presencia de pólipos colónicos múltiples en pacientes con síntomas abdominales. De forma más infrecuente, la sarcoidosis del intestino grueso puede presentarse como una masa que puede causar obstrucción colónica simulando un cáncer colorrectal; se han notificado otras presentaciones clínicas, como anemia ferropénica, estreñimiento severo o hematoquecia.

2   Sarcoidosis hepática

La frecuencia de la sarcoidosis hepática en las series generales varía ampliamente, incluidos los estudios con frecuencias inferiores al 1 % y las superiores al 20 %, aunque en la mayoría de los estudios osciló entre el 3 y el 11 %. En los estudios específicamente dedicados a analizar la afectación hepática, las cifras oscilaron ampliamente según la definición de la afectación hepática, con una mayor frecuencia en los estudios que definieron la afectación solo por la existencia de pruebas hepáticas anormales (frecuencia del 24 %) en comparación con los que definieron la afectación hepática mediante características clínicas, de imagen y/o histopatológicas (frecuencia del 11 %). La clasificación WASOG acepta como afectación hepática sarcoidea la detección de imágenes abdominales que demuestran hepatomegalia y/o nódulos hepáticos. El manejo clínico de la sarcoidosis hepática se basa en el nivel de afectación de la biología hepática junto con la existencia o no de síntomas (figura 6.5).

2.1   *Enfermedad hepática asintomática*

La mayoría de los pacientes diagnosticados con sarcoidosis hepática no tendrán síntomas, incluidos aquellos con hepatomegalia asintomática (en exámenes físicos y/o estudios de imagen). En la serie de pacientes con sarcoidosis hepática publicada más amplia, los casos asintomáticos representaban cerca del 60 %, con una frecuencia de hepatomegalia del 50 %.

2.2   *Enfermedad hepática sintomática*

Los pacientes sintomáticos varían en gran medida en frecuencia según los criterios de inclusión de cada estudio. La mayoría de los estudios informaron síntomas digestivos (principalmente dolor abdominal) como la presentación clínica más frecuente, junto con otros síntomas como fiebre, ictericia o ascitis, menos frecuentes al momento de la presentación. En algunos estudios, la presentación más frecuente fue la sintomatología general, como fiebre o pérdida ponderal, o la colestasis crónica, mientras que en otros estudios los pacientes se diagnosticaron en una etapa más avanzada y mostraron datos clínicos que sugirieron hipertensión portal o cirrosis (ascitis, hemorragia variceal, encefalopatía hepática).

2.3   *Pseudotumor hepático*

La sarcoidosis hepática se puede presentarraramente como un tumor simulando un cáncer de hígado, con hallazgos de imágenes de una lesión hepática

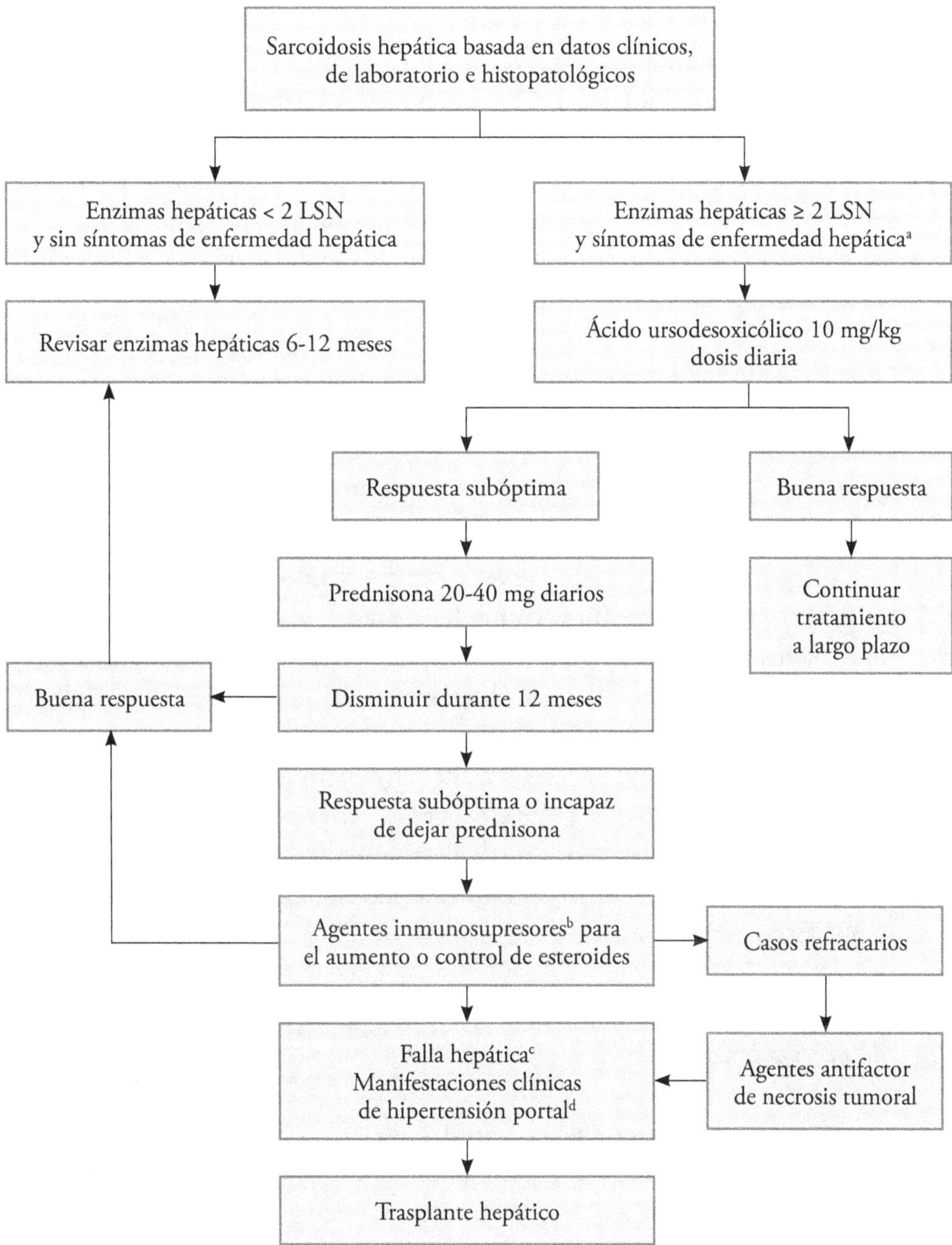

Figura 6.5. Algoritmo terapéutico de la sarcoidosis hepática.
[a]Dolor abdominal, prurito, fiebre, hipertensión portal. [b]Azatioprina, micofenolato, metotrexato, ciclosporina. [c]Ictericia, coagulopatía, hipoalbuminemia, encefalopatía hepática. [d]Ascitis, hemorragia variceal, encefalopatía hepática. LSN: límite superior del valor normal.

focal, pequeñas lesiones nodulares o múltiples masas. La afectación sarcoidea del hígado más frecuente se ha definido como una masa hepática «dominante» y está reportada en el 6 % de los pacientes; en estos, la biopsia hepática se realizó para descartar una neoplasia y mostró granulomas no caseificantes. Otras presentaciones clínicas raras incluyen la hipertrofia del lóbulo caudado, infiltración de los ganglios linfáticos locales, simulación de metástasis, imitación de abscesos, coexistencia con hepatocarcinoma o sospecha sospecha de un colangiocarcinoma.

2.4 Síndrome de Budd-Chiari

De los 11 casos publicados, el síndrome de Budd-Chiari fue la manifestación inicial de la sarcoidosis en siete pacientes, con una presentación crónica en todos los casos menos en uno que tuvo un inicio agudo con ascitis y deterioro del estado mental, y en pacientes con enfermedad hepática no conocida anteriormente o en aquellos con insuficiencia hepática crónica en etapa terminal. El espectro de la sarcoidosis hepática también incluye el síndrome de Budd-Chiari relacionado con la afectación granulomatosa de las venas hepáticas, que ocasiona estasis venosa y oclusión de las venas hepáticas. Todos los casos publicados muestran flebitis granulomatosa que afecta a las venas portales y hepáticas. Los vasos más afectados son las venas portales pequeñas y las venas hepáticas de tamaño mediano, mientras que las grandes venas hepáticas se vieron afectadas con menos frecuencia.

2.5 Hipertension portal

Se ha estimado que la hipertensión portal se detecta en el 3 % de los pacientes con sarcoidosis hepática, a menudo asociada con estadios avanzados de un síndrome de colestasis crónica, o más raramente, con un bloqueo presinusoidal relacionado con el compromiso de los vasos del espacio porta por granulomas. La hipertensión portal puede provocar hemorragia y muerte por varices esofágicas y gástricas. Debido a que estos cambios fibróticos son permanentes, la hipertensión portal inducida por sarcoidosis generalmente no responde a los glucocorticoides o inmunosupresores. La hipertensión portal puede estar presente sin ninguna anomalía significativa de las pruebas hepáticas, fibrosis significativa o colestasis y requiere un alto índice de sospecha para un diagnóstico preciso. Las manifestaciones de hipertensión portal incluyen ascitis, varices gastroesofágicas y encefalopatía hepática.

2.6 *Cirrosis hepática*

No hay estudios prospectivos sobre el desarrollo de cirrosis en pacientes con sarcoidosis hepática. Los estudios retrospectivos encontraron cirrosis en el 6 % de los pacientes con sarcoidosis hepática comprobada por biopsia. Algunos de estos pacientes tienen características colestásicas mientras que otros han desarrollado fibrosis parenquimatosa por lesión vascular primaria (flebitis granulomatosa con trombosis en las venas portales y hepáticas). Aunque los pacientes con hipertensión portal inducida por sarcoidosis y cirrosis generalmente no responden al tratamiento, en ocasiones mejorarán, y algunos autores recomiendan que los pacientes con enfermedad hepática terminal realicen un ensayo con corticosteroides antes de considerar el trasplante de hígado.

3 Sarcoidosis del tracto biliar

La frecuencia de la afectación del tracto biliar en la sarcoidosis es desconocida. La enfermedad biliar intrahepática siempre se incluye en el espectro clínico de la sarcoidosis hepática. Cerca de un 20 % de pacientes con sarcoidosis hepática presentan ictericia al diagnóstico. De los 34 pacientes publicados que presentan ictericia, los datos disponibles permitieron confirmar como mecanismo etiopatogénico principal la participación granulomatosa biliar intrahepática en 14, la compresión extrínseca por los ganglios linfáticos periportales en cuatro, ambos mecanismos en dos, la estenosis granulomatosa que involucra la longitud total del conducto biliar hepático común asociado con la estenosis del conducto cístico en un caso, un caso de cirrosis biliar primaria y un caso de colangitis esclerosante (en un paciente con colitis ulcerosa y síndrome de Sjögren asociados).

3.1   Síndrome de colestasis intrahepática

Cuando se produce colestasis en la sarcoidosis, generalmente se atribuye a la infiltración granulomatosa del hígado; sin embargo, la compresión extrínseca del conducto biliar común por ganglios linfáticos locales también puede causar ictericia colestásica. Alrededor del 40 % de los pacientes con sarcoidosis hepática demostrada por biopsia pueden presentar patrones colestásicos histopatológicos. Devaney *et al.* informaron que 19 pacientes tenían un patrón similar a la colangitis biliar primaria, 13 un patrón similar a la colangitis esclerosante primaria y 12 tenían una colangitis aguda sugestiva de obstrucción mecánica (aunque no se encontró evidencia clínica de obstrucción ductal).

La colestasis intrahepática es otra característica histopatológica común de la sarcoidosis hepática y se encuentra en hasta el 56 % de las biopsias. El principal factor subyacente es la lesión progresiva del conducto biliar interlobular que produce la desaparición de los conductos biliares pequeños. En algunos casos, el patrón de lesión se parece al de la cirrosis biliar primaria, mientras que en otros casos la fibrosis periductal es una característica predominante (lesión que se asemeja a la colangitis esclerosante primaria). También se describen cambios necroinflamatorios con focos de necrosis e inflamación portal. Una vez que se descartan estas enfermedades hepáticas autoinmunes primarias, el paciente puede ser diagnosticado de colangitis aguda relacionada con sarcoidosis (también llamada sarcoidosis colestésica). Esta rara manifestación de sarcoidosis hepática a menudo es sintomática con prurito, ictericia, hepatomegalia, elevaciones marcadas de la fosfatasa alcalina sérica y colesterol; es más común en pacientes afroamericanos y, a menudo, se asocia con hipertensión portal.

El síndrome de colestasis intrahepática crónica en la sarcoidosis se parece mucho al de la cirrosis biliar primaria. El prurito y/o la ictericia son las características de presentación en la mayoría de los pacientes, junto con esplenomegalia y hepatomegalia. Los niveles séricos de fosfatasa alcalina están francamente elevados, y los niveles séricos de aminotransferasa solo moderadamente. Los síntomas de insuficiencia hepática pueden aparecer tardíamente, y la hipertensión portal puede aparecer con un intervalo medio de seis años tras el diagnóstico de la sarcoidosis hepática. Siete de los 12 tenían sangrado gastrointestinal, que fue la causa de muerte en tres. Los hallazgos compatibles con cirrosis biliar o fibrosis portal grave están presentes en la mayoría de pacientes con hipertensión portal, un hallazgo consistente con la hipótesis de que la hipertensión portal es la consecuencia de una enfermedad colestásica intrahepática prolongada.

3.2   Colecistitis

Se ha descrito de forma excepcional la afectación granulomatosa del conducto biliar principal, que causa la compresión del conducto hepático común, o colecistitis aguda resultante de la compresión extrínseca del conducto quístico por ganglios linfáticos granulomatosos, así como la inflamación granulomatosa de la vesícula biliar.

3.3   Obstrucción biliar extrahepática

La manifestación biliar más rara de la sarcoidosis es la obstrucción biliar extrahepática (seis casos publicados).

4   Sarcoidosis pancreática

En 1937, Nickerson publicó el primer caso hallado en autopsia de afectación pancreática con granulomas no caseificantes en un paciente con sarcoidosis sistémica. Mayock y Bertrand publicaron tres casos de afectación pancreática en 287 autopsias (1 %) de pacientes con sarcoidosis conocida. En un estudio japonés durante 28 años de 663.562 autopsias, se encontraron 212 casos de sarcoidosis, un 2,1 % de los pacientes presentaban granulomas pancreáticos.

La afectación pancreática sintomática es extremadamente rara y habitualmente es debida a infiltración del parénquima o afectación ductal. Los principales síntomas incluyen dolor abdominal localizado en el cuadrante superiorpiso superior, en ocasiones irradiado en cinturón a espalda recordando la pancreatitis aguda, náuseas, vómitos y pérdida de peso con un cuadro constitucional por el que se podría sospechar una neoplasia. En los casos de obstrucción por infiltración ductal o compresión ganglionar acompañante son típicos los signos de ictericia obstructiva, coluria y acolia. Existen dos patrones clínicos predominantes en los pacientes:

a) La presentación como masa pancreática bien como hallazgo asintomático en la prueba de imagen o acompañado de dolor abdominal y/ o síndrome o síndrome constitucional.

b) La presentación como pancreatitis aguda o crónica.

En cuanto a las pruebas diagnósticas, en la analítica existe la posibilidad de presentar hiperbilirrubinemia con componente directo, elevación de amilasa y lipasa –que si bien no suelen ser con unas cifras marcadamente elevadas, si pueden permanecer elevadas de forma prolongada en el tiempo– e hipercalcemia. Esta última se produce por dos mecanismos: aumento de calcitriol (1,25 vitamina D) en los macrófagos del granuloma sarcoideo y por aumento de la PTHrP, que produce sobreestimulación de la 1-alfa-hidroxilasa, que convierte el precursor de la vitamina D en calcitriol activo.

En cuanto a las pruebas de imagen, mediante tomografía axial computarizada (TAC) con contraste se objetiva disminución de la densidad respecto al parénquima pancreático en las áreas afectadas de forma difusa, masa pancreática que hasta en un 50 % de los casos se localiza en la cabeza y adenopatías hiliares bilaterales aumentadas en tamaño y en número hasta en tres cuartas partes de los pacientes. Los hallazgos en la resonancia magnética nuclear (RNM) objetivan masas con baja intensidad en secuencias potenciadas en T1 y lesiones hipointensas comparadas con el parénquima pancreático durante la fase arterial, pasando a isointensas durante la fase portal o la fase tardía posgadolinio. La ecoendoscopia se está describiendo como una herramienta útil de cara a la realización de biopsias pancreáticas, sus hallazgos son similares a los de un cáncer pancreático.

Debido al diagnóstico diferencial con neoplasias pancreáticas muchos pacientes obtienen el diagnóstico definitivo tras pancreatectomía quirúrgica parcial o total, sobre todo en los casos de masa pancreática sintomática con ausencia de sarcoidosis extrapancreática y cuadro constitucional asociado o síntomas obstructivos severos. Los granulomas no caseificantes hallados en los nódulos linfáticos pueden también drenar en pacientes con neoplasias malignas tipo linfomas y carcinomascarciomas, representando una reacción inmune a algún antígeno tumoral. Además, las biopsias pancreáticas presentan riesgos significativos de fístula, pancreatitis o infección por lo que suelen evitarse a no ser que el cirujano sospeche una lesión benigna. Todas estas consideraciones hacen de est patologiapatología un auténtico reto diagnóstico y conducen en muchas ocasiones a un estudio pancreático histológico dirigido.

En cuanto al tratamiento existen pocos estudios que recojan series de pacientes tratados. La mayoría de las publicaciones son de casos aislados. Como en otras localizaciones, si el paciente se encuentra asintomático, una vez descartada malignidad, la evolución suele ser favorable sin tratamiento. Otros casos de síntomas obstructivos, dolor o constitucionales se resuelven tras la cirugía. El tratamiento con corticoides suele mejorar de forma significativa, al disminuir los niveles de amilasa y lipasa, y reducir el tamaño hepatoespénico y de las masas pancreáticas, pero no mejora la fibrosis. En los casos graves, la suspensión de los corticoides puede llevar a la recidiva, por lo que se recomendaría tratamiento más prolongado.

Bibliografía recomendada

Adler M, Burroughs A, Beynon H. Gastrointestinal sarcoidosis. A review. Sarcoidosis Vasc Diffuse Lung Dis 2007;24 (1): 3-11.

Bilal M, Satapathy SK, Ismail MK, Vanatta JM. Long-term outcomes of liver transplantation for hepatic sarcoidosis: a single center experience. J Clin Exp Hepatol 2016; 6 (2): 94-9.

Brito-Zerón P, Bari K, Baughman RP, Ramos-Casals M. Sarcoidosis involving the gastrointestinal tract: diagnostic and therapeutic management. Am J Gastroenterol 2019 Mar 8. [Epub ahead of print]

Brown I, Kumarasinghe MP. Granulomas in the gastrointestinal tract: deciphering the Pandora's box. Virchows Arch 2018;472 (1): 3-14.

Caceres M, Sabbaghian S, Braud R, *et al.* Pancreatic sarcoidosis: unusual presentation resembling a periampular malignancy. Curr Surg 2006; 63: 179-85.

Cremers JP, Drent M, Baughman RP, Wijnen PA, Koek GH. Therapeutic approach of hepatic sarcoidosis. Curr Opin Pulm Med 2012; 18 (5): 472-82.

Ebert E, Kierson M, Hagspiel K. Gastrointestinal and hepatic manifestations of sarcoidosis. Am J Gastroenterology 2008; 103: 3184-92.

Gebreselassie A, Mehari A, Dange R, *et al.* Hypercalcemic pancreatitis a rare presentation of sarcoidosis. Medicine 2018; 97:2 (e9580).

Ghrenassia E, Mekinian A, Chapelon-Albric C, Levy P, Cosnes J, Sève P, *et al*; Groupe Sarcoïdose Francophone. Digestive-tract sarcoidosis: French nationwide case-control study of 25 cases. Medicine (Baltimore) 2016; 95 (29): e4279.

Ishak KG. Sarcoidosis of the liver and bile ducts. Mayo Clin Proc 1998; 73 (5): 467-72.

Lukens FJ, Machicao VI, Woodward TA, DeVault KR. Esophageal sarcoidosis: an unusual diagnosis. J Clin Gastroenterol 2002; 34 (1): 54-6.

Modaresi Esfeh J, Culver D, Plesec T, John B. Clinical presentation and protocol for management of hepatic sarcoidosis. Expert Rev Gastroenterol Hepatol 2015; 9 (3): 349-58.

Patel RV, Winter RW, Chan WW, Sparks JA. Isolated gastric sarcoidosis: a rare entity. BMJ Case Rep 2017; 2017. pii: bcr-2017-219682.

Rustagi T, Majumder S. Dysphagia and spontaneous esophageal perforation in sarcoidosis. Dig Dis Sci 2013; 58 (1): 282-5.

Siavelis H, Herrmann M, Aranha G, *et al.* Sarcoidosis and the páncreas. Surgey 1999; 125: 456-61.

Syed U, Alkhawam H, Bakhit M, Companioni RA, Walfish A. Hepatic sarcoidosis: pathogenesis, clinical context, and treatment options. Scand J Gastroenterol 2016; 51 (9): 1025-30.

Tadros M, Forouhar F, Wu GY. Hepatic sarcoidosis. J Clin Transl Hepatol 2013; 1 (2): 87-93.

Vahid B, Spodik M, Braun KN, Ghazi LJ, Esmaili A. Sarcoidosis of gastrointestinal tract: a rare disease. Dig Dis Sci 2007; 52 (12): 3316-20.

Capítulo 7

Otros órganos afectados

A. Alguacil,[1] J. Chara-Cervantes,[2] J.S. García-Morillo,[3] M. López-Dupla,[4]
M. Pérez-Conesa,[5] J. Rascón,[6] L. Pallarés[6]

[1] Servicio de Medicina Interna
Hospital Virgen de la Salud
Toledo

[2] Servicio de Medicina Interna
Hospital Universitario Dr. Josep Trueta
Girona

[3] UEAS, Servicio de Medicina Interna
Hospital Universitario Virgen del Rocío
Sevilla

[4] Servicio de Medicina Interna
Hospital Universitari Joan XXIII
Tarragona

[5] UEAS, Servicio de Medicina Interna
Hospital Universitario Miguel Servet
Zaragoza

[6] UEAS, Servicio de Medicina Interna
Hospital Universitari Son Espases
Palma de Mallorca

Dirección para la correspondencia
Lucio Pallarés
luciopallares@gmail.com

Sinopsis

La sarcoidosis, como enfermedad sistémica que es, puede afectar a prácticamente cualquier órgano o sistema del organismo, y producir además una gran variedad de síntomas de afectación general. En este capítulo se revisan los síntomas generales, la afectación esplénica y adenopática extratorácica, la afectación musculoesquelética (articular, ósea y muscular), la afectación ORL y la afectación endocrina.

1   Síntomas generales

La sarcoidosis es una enfermedad de expresión variable, que puede presentar durante su curso manifestaciones clínicas sistémicas de características similares a las de otros procesos inflamatorios o simular enfermedades infecciosas y tumorales. El estado inflamatorio crónico se asocia a la presencia de una clínica sistémica inespecífica que suele expresarse de forma habitual con debilidad muscular y fatiga en grados y patrones variables, sin ser rara la presencia de sudoración nocturna y pérdida de peso. Junto a ellos, pueden aparecer síntomas y signos propios de los órganos afectados, sobre todo en casos avanzados, cuando el compromiso fisiológico puede ser mayor. Hasta un tercio de los pacientes desarrollan algún tipo de disfunción visceral.

Se han descrito variantes de curso agudo, crónico o incluso silente, siendo el diagnóstico en estos casos fruto de un hallazgo radiológico casual o tras el estudio de alteraciones analíticas inespecíficas derivadas de la afectación de determinados órganos, como la afectación hepática y esplénica. En los estados iniciales de la enfermedad, la afectación visceral no suele presentar expresividad clínica significativa.

En el caso de las presentaciones agudas, como el síndrome de Löfgren o el Heerfordt-Waldenström, es habitual encontrar fiebre. En el primer caso, junto con artralgias o artritis inespecífica de predominio en extremidades inferiores y eritema nodoso (sobre todo en mujeres), y parálisis facial, parotidomegalia y uveítis en el segundo. En estos casos no se describe clínica sistémica previa.

En casos de sarcoidosis subaguda, no es raro encontrar debilidad, fiebre, pérdida de peso, artralgias o adenopatías periféricas, que pueden aparecer hasta en un 20 % de pacientes afectados, especialmente en cuello, axilas, ingles o región epitroclear. Estas adenopatías generalmente no son dolorosas y suelen tener un tamaño moderado, pero plantean lógicamente el diagnóstico diferencial con entidades infecciosas como tuberculosis, leishmaniasis o toxoplasmosis y con enfermedades neoplásicas, en especial linfomas.

En los casos de curso crónico, lo habitual es encontrar un conjunto de síntomas inespecíficos sistémicos (síndrome consuntivo, fiebre de bajo grado y bien tolerada, fatiga crónica) junto a expresiones variables de afectación pulmonar, que es más habitual en estos casos, como tos, disnea progresiva o dolor torácico de características atípicas. El curso es por lo general insidioso y muchos pacientes pueden permanecer asintomáticos y no ser diagnosticados durante años por lo inespecífico de la clínica. Se ha descrito que es más frecuente encontrar este tipo de sintomatología en pacientes de edad avanzada, a partir de los 70 años.

2   Sarcoidosis esplénica

El bazo se ve afectado entre el 10-50 % de los casos de sarcoidosis, dependiendo del método diagnóstico utilizado. Generalmente coincide con la sarcoidosis pulmonar y hepática, y se asocia con mayor frecuencia a fibrosis pulmonar. La sarcoidosis esplénica aislada es poco común.

La sarcoidosis esplénica es sintomática en aproximadamente el 15 % de los casos. Puede manifestarse con dolor en hipocondrio izquierdo y síntomas generales como malestar general, fiebre y sudoración nocturna. El hiperesplenismo y la rotura esplénica son raros.

Las pruebas de imagen suelen mostrar una esplenomegalia homogénea y en el 6-33 % de los casos se evidencian nódulos esplénicos. Estos son generalmente múltiples, de pequeño tamaño (0,3-2 cm), y son hipodensos sin mostrar realce periférico en la tomografía computarizada con contraste. El comportamiento hipermetabólico de los nódulos en la tomografía de emisión de positrones hace difícil la diferenciación con nódulos de origen neoplásico. La presencia de estos hallazgos en el bazo asociados a una sarcoidosis de otra localización es suficiente para hacer el diagnóstico de sarcoidosis esplénica. Sin embargo, siempre se debe descartar otras entidades que afectan al bazo como abscesos, infecciones fúngicas, tuberculosis, quistes, tumores benignos, angiosarcoma, linfoma, metástasis, infartos esplénicos, enfermedad de Gaucher y hematoma. La biopsia puede ser necesaria en casos de duda diagnóstica, en especial en las formas de sarcoidosis esplénica aislada. Aquella puede realizarse mediante punción transcutánea y en ocasiones se requiere la realización de esplenectomía laparoscópica cuando el riesgo de la punción es alto o cuando el propósito es también terapéutico.

La sarcoidosis esplénica asintomática tiene buen pronóstico y no precisa tratamiento. Las situaciones de dolor persistente, hiperesplenismo, asplenia funcional o esplenomegalia muy grande son consideradas indicación de tratamiento esteroideo y si no responden de tratamiento inmunosupresor. La esplenectomía se reserva para casos refractarios a los corticoides y a los inmunosupresores o si hay riesgo de rotura o sospecha de malignidad.

3   Adenopatías extratorácicas

En la sarcoidosis puede estar implicada cualquier cadena linfática. Las adenopatías periféricas están presentes en el 10-20 % de los casos y las localizaciones más frecuentes son las regiones cervical, supraclavicular, inguinal, axilar, epitroclear y submandibular. Las adenopatías suelen ser indoloras, móviles, y no se ulceran. En raras ocasiones alcanzan grandes tamaños. La presencia de granulomas en el caso de adenopatías periféricas aisladas no es suficiente para hacer el diagnóstico de sarcoidosis porque puede tratarse de una reacción sarcomatoide.

Las adenopatías abdominales constituyen otra localización extratorácica y al igual que las adenopatías periféricas pueden formar parte de un cuadro de sarcoidosis sistémica o presentarse de forma aislada. Suelen ser más pequeñas que las asociadas a linfomas, generalmente de menos de 2 cm de diámetro. Las localizaciones más comunes son alrededor del tronco celíaco, vena porta, aorta abdominal y vena cava. Su presencia se asocia con mayor frecuencia a síntomas generales como fiebre y pérdida de peso, y a ECA elevada. A diferencia de las adenopatías abdominales secundarias a procesos linfoproliferativos no suelen causar complicaciones compresivas, aunque se han descrito casos de ictericia obstructiva, hidronefrosis y ascitis quilosa.

La evidencia de adenopatías extrapulmonares con las características expuestas asociadas a una sarcoidosis de otra localización suele ser suficiente para considerarlas parte de la sarcoidosis. En el caso de adenopatías muy grandes, que aumentan de tamaño, comprimen estructuras próximas o son aisladas se tiene que valorar la realización de una biopsia ganglionar para descartar otros diagnósticos. La afectación ganglionar *per se* no es motivo de tratamiento con corticoides, excepto en los casos de adenopatías muy grandes o que ocasionan problemas obstructivos.

4   Riñón e hipercalcemia

El metabolismo del calcio tiene gran relevancia en la sarcoidosis: entre un 30 y un 50 % de pacientes tienen hipercalciuria, y de un 10 a un 20 % tienen hipercalcemia. Este incremento en los niveles de calcio sérico y urinario es causante de dos patologías renales en la sarcoidosis: la nefrocalcinosis, hasta en un 5 % de casos, y la nefrolitiasis hasta en un 14 % de pacientes, según las series.

Las altas concentraciones de calcitriol (1,25-dihidroxivitamina D, forma más activa de la vitamina D) son las responsables de un incremento en la absorción de calcio intestinal y también, aunque en menor medida, de la resorción ósea. Los mecanismos que conducen a este aumento de calcitriol en sangre son varios:

- En condiciones normales, la *conversión de calcidiol en calcitriol* se produce en el túbulo proximal renal mediante la enzima 1-hidroxilasa (CYP27B1), siendo esta hidroxilación regulada por la paratohormona (PTH), el factor de crecimiento fibroblástico 23 y el fosfato sérico. La hipercalcemia normalmente suprime la liberación de PTH y, por tanto, la producción de calcitriol en el túbulo renal; sin embargo, en la sarcoidosis y en otras enfermedades granulomatosas, esta producción ocurre en las células mononucleares activadas del pulmón y en los ganglios linfáticos independientemente de la PTH.

La síntesis de calcitriol en monocitos y macrófagos es regulada por un mecanismo de *feedback* negativo para evitar una excesiva producción del mismo. Los monocitos de pacientes con sarcoidosis y, en general, de enfermedades granulomatosas producen más calcitriol y son resistentes a este mecanismo de control, lo que conlleva a un aumento de calcitriol circulante. Este metabolismo anormal del calcitriol también se ha demostrado en pacientes con sarcoidosis con normocalcemia y normocalciuria.

- El incremento en la *ingesta de calcio* disminuye habitualmente las concentraciones séricas de calcitriol en sujetos normales, no así en pacientes con sarcoidosis.

- Por último, la *proteína relacionada con la paratohormona* (PTHrP), a la que se puede atribuir habitualmente la hipercalcemia tumoral, también puede contribuir a la hipercalcemia en algunos pacientes con sarcoidosis. Esta proteína ha sido encontrada en un 85 % de biopsias de tejidos granulomatosos de pacientes con sarcoidosis, y en algunos pacientes con sarcoidosis e hipercalcemia se han encontrado concentraciones séricas elevadas de PTHrP.

La nefrolitiasis puede ser la primera manifestación clínica, secundaria a hipercalciuria, de un paciente con sarcoidosis o diagnosticarse durante la evolución de la enfermedad. Los cálculos suelen ser de oxalato cálcico, aunque también el fosfato cálcico puede formar parte de las litiasis.

La nefrocalcinosis habitualmente cursa con elevación de creatinina y sin alteraciones relevantes en el sedimento de orina, y con frecuencia origina un deterioro permanente de la función renal. También puede cursar con poliuria secundaria a una menor respuesta a la hormona antidiurética.

La hipercalcemia es causa de vasoconstricción arteriolar preglomerular que puede contribuir al deterioro de la función renal.

Dentro del tratamiento se encuentran medidas higiénico-dietéticas como disminuir el consumo de calcio y vitamina D en la ingesta, así como evitar la exposición solar. En cuanto al tratamiento farmacológico, la primera línea son los corticoides, seguidos de antipalúdicos de síntesis, sobre todo hidroxicloroquina. El ketoconazol también ha sido utilizado como regulador del metabolismo del calcio en estos pacientes. Otras alternativas en hipercalcemias severas pueden ser los bifosfonatos como el pamidronato o los anti-TNF como el infliximab.

5   Afectación musculoesquelética

La sarcoidosis es una enfermedad que puede afectar al sistema musculoesquelético. Esta afectación puede ser previa o darse simultáneamente con la afectación pulmonar hasta en un tercio de los pacientes con participación tanto de las articulaciones, tejido periarticular, hueso o músculos

5.1   Afectación articular

La afectación articular es la más importante y frecuente dentro de las manifestaciones musculoesqueléticas con una prevalencia estimada del 10-38 %. Esta puede adoptar diferentes formas, como artritis aguda, artritis crónica o afectación axial.

5.1.1   Artritis aguda

Se caracteriza por cursar de forma aguda (< 2 meses), de predominio en mujeres jóvenes (< 40 años) de raza caucásica, y ser simétrica, migratoria o aditiva de predilección por los tobillos (90 %), seguida de las articulaciones de la rodilla o el codo y más raramente del carpo; la monoartritis es una rareza. Suele acompañarse de edema, debido a tenosinovitis y a edema periarticular, más que a una artritis propiamente dicha. Es excepcional la erosión articular. Puede ir acompañada de fiebre y otros síntomas constitucionales. Si se realiza estudio histopatológico del tejido sinovial, no se demuestra reacción granulomatosa. Forma parte del síndrome de Löfgren que es la forma más frecuente en España. La artritis aguda cursa como tríada con eritema nodoso (en el 71 % de los casos) y adenopatías hiliares. El pronóstico es bueno con curso natural hacia una completa resolución en pocos meses, aunque puede tardar hasta 18-24 meses para una completa resolución. El patrón clínico característico es suficiente para llegar al diagnóstico sin precisar confirmación histológica. El diagnóstico diferencial se plantea con tuberculosis, histoplasmosis y coccidiomicosis, en cuyo caso se debería realizar biopsia y cultivos apropiados.

5.1.2   Artritis crónica

Es menos frecuente que la forma aguda y está presente en solo 0,2 % de los casos. Incide especialmente en varones de raza negra con las formas sistémicas extrapulmonares más graves y evolucionadas. Se ha descrito con la forma cutánea crónica de lupus pernio. Tiene un patrón de oligoartritis simétrica de grandes y medias articulaciones. A diferencia de la forma aguda, puede originar destrucción articular y del hueso subcondral por la presencia de granulomas sarcoideos. Si se ven afectadas las grandes articulaciones, el estudio del tejido sinovial muestra un infiltrado granulomatoso. En ocasiones puede dar lugar a una artropatía de Jaccoud, caracterizada por una deformidad no erosiva por la existencia de fibrosis y granulomas epitelioides en los tendones y la vaina de los mismos. El diagnóstico diferencial se podría plantear con artritis reumatoide, lupus eritematoso sistémico (LES), gota o pseudogota.

5.1.3   Afectación axial

La afectación de la columna vertebral suele ser asintomática y por tanto de prevalencia desconocida. La lesión puede ser lítica, esclerótica o ambas y afectar cualquier zona, aunque es más frecuente en la zona dorsal baja y lumbar. La sacroileítis (< 6 %) es típicamente asimétrica y generalmente unilateral. Los resultados para HLA-B27 son negativos. La resonancia magnética (RMN) muestra las lesiones, que son típicamente hipointensas en T1, e hiperintensas en T2. El diagnóstico diferencial se plantea con mieloma múltiple, linfoma, metástasis óseas o tuberculosis, por lo que siempre se debe buscar la confirmación diagnóstica.

5.2   Afectación ósea

La sarcoidosis puede afectar a cualquier hueso, pero tiene predilección por los huesos de las manos y de los pies. La afectación ósea generalmente sugiere una sarcoidosis crónica y severa con afectación sistémica en el curso avanzado de la enfermedad. Es una afectación rara (con una prevalencia de 1-15 %), de predominio en mujeres afroamericanas y predictora de mal pronóstico.

5.2.1   Dactilitis

La afectación de las falanges conocida como dactilitis sarcoidea (3-9 %) es la forma clásica y mejor estudiada. Se acompaña de dolor, tumefacción, eritema y deformidad de los dedos (dedos «en salchicha»). Se asocia también con lupus pernio. Típicamente es simétrica y afecta fundamentalmente a la segunda y tercera falange preservando el carpo. La radiología muestra quistes óseos con un patrón característico como «encaje» o «panal» sin reacción perióstica. Se conoce como enfermedad de Perthes-Jüngling.

5.2.2   Otras lesiones óseas

Con menos frecuencia se hallan lesiones líticas en otras localizaciones, como los huesos de la nariz y/o el cráneo, vertebras, huesos largos, pelvis y escápulas, a menudo acompañadas de tumefacción de tejidos blandos. La tomografía por emisión de positrones con ^{18}F-fluorodesoxiglucosa/tomografía computarizada (PET-FDG/TC) es una exploración útil, capaz de detectar las alteraciones antes que la radiología.

La sarcoidosis puede cursar con osteopenia y osteoporosis motivada, tanto por una alteración del metabolismo del calcio y activación de los osteoclastos por lo granulomas sarcoideos, como por la administración de tratamiento esteroideo.

5.3   Afectación muscular

Generalmente es asintomática. Los granulomas casi siempre están presentes en la biopsia muscular (50-80 %), pero solo es sintomática en el 1 % de los casos. Puede confundirse con la miopatía esteroidea. En este caso, la biopsia ayuda en el diagnóstico. La afectación muscular se puede clasificar como miopatía sarcoidea aguda, miopatía sarcoidea crónica y miopatía nodular sarcoidea.

5.3.1 Miopatía sarcoidea aguda

Es la menos frecuente. Puede presentarse al inicio de la enfermedad en mujeres afroamericanas. La clínica es similar a otras miopatías inflamatorias con inicio rápido, dolor, debilidad proximal, afectación sistémica, elevación de la velocidad de sedimentación globular (VSG) y enzimas musculares. La biopsia muscular muestra los granulomas sarcoideos y el electromiograma (EMG) un patrón miopático.

5.3.2 Miopatía sarcoidea crónica

Es la forma más frecuente, de predominio en mujeres entre los 50-60 años. La forma de presentación es insidiosa, con mialgias, debilidad bilateral y proximal de predominio en extremidades inferiores (90 %). Cursa con niveles de creatina-fosfocinasa (CPK) normales o rara vez elevados. El EMG puede ser normal. La biopsia muestra el típico granuloma a nivel endomisial y perivascular. La RNM muscular puede mostrar atrofia con degeneración grasa. La PET-FDG/CT es una exploración más sensible en el diagnóstico y puede guiar hacia la localización más idónea para la biopsia.

5.3.3 Miopatía nodular sarcoidea

Se caracteriza por la presencia de uno o múltiples nódulos que pueden ser dolorosos y motivar contracturas y confundirse con un tumor. La CPK, enzimas musculares y EMG son normales. La RNM muestra los nódulos con una forma típica estrellada con un área central de menor intensidad y una periferia hiperintensa en T2 (aspecto de estrella oscura). La RNM permite determinar la extensión y el grado de atrofia grasa, y guiar la biopsia.

5.4 Tratamiento de la afectación musculoesquelética

El tratamiento de las manifestaciones musculoesqueléticas se basa fundamentalmente en la extrapolación de lo que conocemos del manejo de la sarcoidosis pulmonar. Es posible que la sarcoidosis musculoesquelética no requiera ningún tratamiento como tal.

El síndrome de Löfgren es un proceso autolimitado y en muchas ocasiones no requiere más que la administración de antinflamatorios no esteroideos (AINE). La administración de hidroxiclorocina y colchicina también se ha utilizado en la artritis aguda con buena respuesta.

En los casos sintomáticos con mayor afectación, el tratamiento esteroideo ayuda a reducir la carga inflamatoria granulomatosa previniendo el daño orgánico. Debe prescribirse por el menor tiempo y dosis posible.

En ocasiones es necesario asociar medicamentos ahorradores de esteroides, como el metotrexato, azatioprina (AZA) o leflunomida, para minimizar sus efectos indeseables.

Las mayores evidencias con el metotrexato se derivan del manejo en la afectación pulmonar intersticial. La experiencia en cuanto al tratamiento con metrotexato es diversa; así, se ha visto una aparente mejor respuesta en pacientes con sinovitis y peor repuesta en la tenosinovitis. La afectación miopática puede responder al tratamiento esteroideo y metotrexato como ahorrador de esteroides con escasos efectos secundarios aparentemente.

Se sabe que el factor de necrosis tumoral (TNF-α) desempeña un papel importante en la formación de granulomas sarcoidóticos. La terapéutica dirigida con inhibidores o anti-TNF-α, como el infliximab o el adalimumab, puede ser un tratamiento potencialmente efectivo; sin embargo, actualmente se conoce que puede tener un efecto paradójico con inducción de enfermedad granulomatosa. De hecho no hay ningún estudio con suficiente evidencia que avale su administración en la sarcoidosis.

El tratamiento con vitamina D debe ser administrado con precaución ante la desregulación del metabolismo del calcio con riesgo de hipercalcemia y litiasis renal (calcinosis).

6   Afectación otorrinolaringológica

La afectación otorrinolaringológica (ORL) de la sarcoidosis es heterogénea y se puede dividir según la zona anatómica de afectación, que dará unas manifestaciones clínicas concretas dependiendo de su localización (tabla 7.1). Es raro que estas se presenten de forma aislada, y casi siempre acompañan a otros órganos más frecuentes afectados en la sarcoidosis como son el pulmón o los ganglios linfáticos.

El diagnóstico se basa en la presencia de síntomas o signos orientadores, alteraciones exploratorias y en la imagen. La biopsia debe mostrar la existencia de granulomas no caseiformes para alcanzar el objetivo diagnóstico.

Desde el punto de vista epidemiológico, es una forma infrecuente, en especial cuando se trata de la presentación de la enfermedad (0-8-3 %). En cuanto a la

Afectación de vía aérea superior (SURT)				
Tipo	**Estructura**	**Clínica**	**Diagnóstico**	**Tratamiento**
Laríngea y traqueal (0,05-0,6 %)	Epiglotis y subglotis	Disfagia, disnea, tos y ronquera	Epiglotis en forma de turbante Granulomas	GC sistémicos GC lesionales Láser Mitomicina C
Oral y faríngea	Cavidad oral	Edema Úlceras Nódulos	Biopsia	Cirugía Radioterapia GC sistémicos
Nasosinusal	Cavidad nasal	Obstrucción nasal Costras Anosmia Epistaxis Pólipos	Nódulos nasales (biopsia)	Lavados con suero GC intranasales
Vestibular	Vestíbulo	Vértigo	Potenciales evocados	GC sistémicos
Sarcoidosis neuro-otológica	Nervio estatoacústico	Hipoacusia	Electronistagmografía RMN	GC sistémicos
Afectación glandular (lagrimal y salival)				
Glándulas lacrimales	Glándula lacrimal	Xeroftalmia	Test de Schirmer Biopsia	Sintomático
Glándulas salivales	Parótida	Xerostomía	Sialometría +/- sialografía Biopsia	Sintomático

GC: glucocorticoides; RMN: resonancia magnética nuclear; SURT: sarcoidosis de vías respiratorias superiores (del inglés, *sarcoidosis of the upper airway respiratory tract*).

Tabla 7.1. Formas clínicas de sarcoidosis ORL.

prevalencia de la afectación de la vía aérea superior, varía de 3 a 5 %, aunque su incidencia a lo largo del tiempo puede alcanzar al 45 % de los pacientes con sarcoidosis sistémica (sin confirmación la mayoría de veces). En la cohorte de Mañá *et al.* se recogieron, durante 40 años de seguimiento, porcentajes de 3,4 y 3,8 % de afectación de vía aérea superior y glándulas exocrinas, respectivamente.

Las glándulas lagrimales y salivales, incluyendo la parótida, se ven implicadas, y presentan clínica en casi la mitad de los pacientes (45 %) en los primeros seis meses después del diagnóstico de sarcoidosis sistémica. Es raro que se presenten de forma aislada, y casi siempre acompañan a otros órganos más frecuentes afectados en la sarcoidosis como el pulmón o los ganglios linfáticos.

Es importante a la hora de hacer el diagnóstico de sarcoidosis tomar en consideración que se trata de un diagnóstico de exclusión, dado que clínicamente suele cursar con clínica inespecífica que requiere descartar procesos más frecuentes y potencialmente más graves. Por ello, el papel del otorrinolaringólogo es importante para la toma de biopsias que confirmen el diagnóstico, siendo necesario descartar procesos como la granulomatosis con poliangeítis o afectación granulomatosa por micobacterias. Por tanto, en la evaluación se debe incluir el cultivo de micobacterias, ANA, ANCA, cultivo de hongos, Mantoux, serología luética, broncoscopia, pruebas de imagen y toma de biopsia.

Existe fluctuación de la gravedad de la clínica que puede llevar al falso criterio de éxito del tratamiento. La agresividad del tratamiento va a depender del compromiso que conlleve la localización anatómica afectada. Así, en casos de sarcoidosis de vías respiratorias superiores (SURT puede llegar a ser necesaria la traqueostomía para mantener permeable la vía aérea. Siempre que sea posible, el tratamiento será localizado; en caso contrario hay que recurrir a corticoides sistémicos.

7   Afectación en endocrino y aparato reproductor

7.1   *Hipotálamo y pituitaria*

Presente en el 2,5 % de las sarcoidosis intratorácicas, mayormente en hombres jóvenes. Se asocia con afectación multisistémica: intratorácica (76 %), sinonasal (25-35 %), hipercalcemia (12,5 %) y ocular (30 %). Asimismo puede dar hipogonadismo, hipotiroidismo, diabetes insípida, hiperprolactinemia, deficiencia de hormona de crecimiento (GH) y corticoadrenal. Se diagnostica usando criterios de neurosarcoidosis y solo en el 15,21 % de los casos se obtiene histología HP. La RM puede confundirse con adenoma y es normal en el 50 %. La ECA no suele elevar.

Se recomienda dosis altas de corticoides durante 6-9 semanas y descenso en 12 meses para evitar recaída. El metotrexato y el micofenolato son los fármacos de segunda línea y hay poca experiencia con infliximab. La recuperación hormonal ocurre solo en el 10,9 % de los casos y sin correlación con la mejora radiológica.

7.2 Tiroides

Los granulomas están presentes hasta en un 4,5 % de autopsias y raramente se diagnostica en vida. Prevalece en el 13 % de pacientes, en especial mujeres con edad media de 51,3 años.

Los Ac-antitiroideos son positivos en el 20-30 %, principalmente en antitiroperoxidasa. Se presenta como hipotiroidismo subclínico, tiroiditis de Hashimoto, nódulos tiroideos, y menos frecuentemente como síndrome poliglandular autoinmune de tipo III (PGA-III) y enfermedad de Graves. Se asocia a cáncer de tiroides (6 %). El diagnóstico es histológico (BAG-ecoguiada). La gammagrafía con Ga-67 y la PET/TAC son útiles. Conviene descartar neoplasia.

Responde a corticoides y la tiroglobulina puede marcar la respuesta.

7.3 Páncreas

Suele ser asintomática, presente en 1-3 % de las sarcoidosis sistémicas. Afecta mayormente a mujeres de raza negra (50-70 años). Puede producir una masa, sobre todo en cabeza de páncreas, adenopatías peripancreáticas, colecistitis, obstrucción biliar, insuficiencia pancreática o pancreatitis aguda por infiltración granulomatosa o hipercalcemia.

El diagnóstico es histológico (cirugía o PAAF ecoguiada), pero tiene baja especificidad. Los granulomas también pueden verse en adenocarcinoma. La RMN y la PET/TAC ayudan a definir la imagen. La ECA, la amilasa y la lipasa pueden elevarse. Se trata con corticoides o resección quirúrgica.

7.4 Glándulas suprarrenales

Es rara y se asocia principalmente a sarcoidosis del hipotálamo y pitiutaria. La afectación de la glándula produce fibrosis e insuficiencia suprarrenal (ISR). Se ha descrito asociación a feocromocitoma, síndrome de Cushing y síndrome PGA-II. Los pacientes con ISR presentan buena respuesta a corticosteroides.

7.5 Aparato reproductor masculino

Muy infrecuente, con una prevalencia del 0,2 % y del 5 % en autopsias. La edad media es de 33 años, y se observa un 58 % en raza negra. Afecta principalmente a epidídimo y testículos. El 42 % de los hombres afectados asocia síntomas generales y un 78 % presenta adenopatías hiliares. La ecografía y la RM son poco específicas. El diagnóstico es histológico. Se debe excluir cáncer, enfermedad de Crohn y micobacterias.

La incidencia de sarcoidosis es alta en cáncer testicular. Puede generar oligoespermia e infertilidad, pero responde a corticoides.

7.6 Aparato reproductor femenino

Se trata de una forma más rara de sarcoidosis. Afecta principalmente al útero, y puede cursar con amenorrea, metrorragia, hemorragia posmenopáusica y erosión del cuello uterino. No suele producir esterilidad ni afectar al embarazo. En el diagnóstico, se debe descartar la tuberculosis. Existe asociación con cáncer de endometrio. El tratamiento responde a corticoides, cloroquina, corticoide tópico (sarcoidosis vaginal) y metotrexato.

Bibliografía recomendada

Adams JS, Sharma OP, Gacad MA, Singer FR. Metabolism of 25-hydroxyvitamin D3 by cultured pulmonary alveolar macrophages in sarcoidosis. J Clin Invest 1983; 72: 1856.

Bechman K, Christidis D, Walsh S, Birring SS, Galloway J. A review of the musculoskeletal manifestations of sarcoidosis Rheumatology (Oxford, England) 2018; 57 (5): 777-83.

Berliner AR, Haas M, Choi MJ. Sarcoidosis: the nephrologist's perspective. Am J Kidney Dis 2006; 48: 856.

Block NL, Kava BR. Genitourinary sarcoidosis: An essential review for the practicing clinician. Indian J Urol 2017; 33 (1): 6-12.

Brandão Guimarães J, Nico MA, Omond AG, Silva FD, Aivazoglou LU, Carneiro BC, *et al.* Radiologic manifestations of musculoskeletal sarcoidosis. Curr Rheumatol Rep 2019; 21 (3): 7.

Judson MA. Extrapulmonary sarcoidosis. Semin Respir Crit Care Med 2007; 28 (1): 83-101.

Kobak S. Sarcoidosis: a rheumatologist's perspective- Therapeutic Advances in Musculoskeletal Disease 2015; 7 (5): 196-205.

Langrand C, Bihan H, Raverot G, Varron L, Androdias G, Borson-Chazot F, *et al.* Hypothalamo-pituitary sarcoidosis: a multicenter study of 24 patients. Qjm 2012; 105 (10): 981-95.

Maalouf N. Hypercalcemia in granulomatous diseases. UpToDate 2017.

Nessrine A, Zahra AF, Taoufik H. Musculoskeletal involvement in sarcoidosis. J Bras Pneumol 2014; 40 (2): 175-82.

Okuma H, Hashimoto K, Wang X, Ohkiba N, Murooka N, Akizuki N, et al. Systemic sarcoidosis with thyroid involvement. Intern Med 2017; 56 (16): 2181-6.

Porter N, Beynon HL, Randeva HS. Endocrine and reproductive manifestations of sarcoidosis. QJM-Mon J Assoc Physicians 2003; 96 (8): 553-61.

Radochova V, Radocha J, Laco J, Slezak R. Oral manifestation of sarcoidosis: a case report and review of the literature. J Indian SocPeriodontol [serial online] 2016; 20: 627-9.

Rizzato G, Choukroum G. Renal disease in sarcoidosis. UpToDate 2019.

Shah UK, White JA, Gooey JE, Hybels RL. Otolaryngologic manifestations of sarcoidosis: preentatiton and diagnosis. Laryngoscope 1997; 107: 67-75.

Shariatmaghani S, Salari R, Sahebari M, Tabrizi PS, Salari M. Musculoskeletal manifestations of sarcoidosis: a review article. Curr Rheumatol Rev 2019; 15 (2): 83-9.

Sharma OP. Vitamin D, calcium, and sarcoidosis. Chest 1996; 109 (2): 535-9.

Souto MM, Tempes BC, Lambert BF, Trindade EN, Trindade MRM. Laparoscopic splenectomy for isolated splenic sarcoidosis. JSLS J Soc Laparoendosc Surg 2014; 18 (1): 155-9.

Warshauer DM, Lee JKT. Imaging manifestations of abdominal sarcoidosis. Am J Roentgenol 2004; 182 (1): 15-28.

Winnacker JL. Becker KL. Katz S. Endocrine aspects of sarcoidosis. N Engl J Med 1968; 278: 427.

Zeimer HJ, Greenaway TM, Slavin J, *et al.* Parathyroid-hormone-related protein in sarcoidosis. Am J Pathol 1998; 152: 17.

Capítulo 8

Diagnóstico serológico e histopatológico. Diagnóstico diferencial

S. Retamozo,[1] T. Baumann,[2] E. Cuestas,[3] P. Brito-Zerón[4]

[1] Instituto de Investigaciones en Ciencias de la Salud (INICSA), Universidad Nacional de Córdoba (UNC), Consejo Nacional de Investigaciones Científicas y Técnicas (CONICET)
Córdoba (Argentina)
Instituto Universitario de Ciencias Biomédicas de Córdoba (IUCBC)
Córdoba (Argentina)

[2] Servicio de Hematología, Instituto Clínic de Hematología y Oncología (ICMHO)
Hospital Clínic
Barcelona

[3] Servicio de Pediatría y Neonatología, Hospital Privado Universitario de Córdoba
Instituto Universitario de Ciencias Biomédicas de Córdoba (IUCBC)
Instituto de Investigaciones en Ciencias de la Salud (INICSA), Universidad Nacional de Córdoba (UNC), Consejo Nacional de Investigaciones Científicas y Técnicas (CONICET)
Córdoba (Argentina)

[4] Unidad de Enfermedades Autoinmunes Sistémicas
Servicio de Medicina Interna
Hospital CIMA-Sanitas
Barcelona

Dirección para la correspondencia
Pilar Brito-Zerón
mpbrito@sanitas.es

Sinopsis

La etiología de la sarcoidosis es desconocida. Se caracteriza por la formación de granulomas no necrotizantes bien delimitados en los órganos afectados. No existen criterios diagnósticos formales para la sarcoidosis, y la presencia de granulomas no caseificantes no confirma el diagnóstico de sarcoidosis por sí sola. La sarcoidosis es un diagnóstico de exclusión y, como tal, otras causas de granulomas, infecciosas y no infecciosas, deben evaluarse y descartarse mediante la obtención de un historial médico, ocupacional, ambiental y de medicamentos completo, así como un examen físico, seguido de exámenes y pruebas de diagnóstico adecuadas. El diagnóstico de esta enfermedad es un proceso de múltiples etapas basado en la integración caso por caso de los datos clínicos, radiológicos, histológicos y serológicos, no patognomónicos. Para la sospecha diagnóstica de sarcoidosis, los biomarcadores constituyen un soporte, teniendo en cuenta siempre el contexto clínico en el que se enmarca el diagnóstico. Desde un punto de vista del laboratorio, las alteraciones del hemograma en la sarcoidosis son inespecíficas y no existe una prueba singular que sea diagnóstica. Las alteraciones del hemograma son frecuentes, pero en pocos casos llegan a tener una repercusión clínica. Frecuentemente se desconoce la causa de los cambios encontrados. Los granulomas no caseificantes con células epitelioides son el sello histológico de la sarcoidosis y generalmente permiten al patólogo distinguirlo de otras granulomatosis sistémicas.

1 Marcadores serológicos

El diagnóstico de sarcoidosis debe abordarse siempre como un proceso de múltiples etapas (figura 8.1), basado en la integración caso por caso de los datos clínicos, radiológicos, histológicos y serológicos, ninguno de los cuales es patognomónico. Los biomarcadores deben considerarse un soporte para la sospecha diagnóstica de sarcoidosis, teniendo en cuenta siempre el contexto clínico en el que estamos buscando el diagnóstico. Aunque la prueba diagnóstica ideal debe ser altamente sensible y altamente específica, esto no es habitual en marcadores únicos que analizan enfermedades complejas, ya que el aumento de la sensibilidad disminuye la especificidad y viceversa. Además, diferentes escenarios clínicos pueden requerir pruebas con diferentes tasas de sensibilidad y especificidad. En la preparación de un paciente con sospecha de sarcoidosis, las pruebas de alta sensibilidad serán especialmente útiles debido a su mayor capacidad para clasificar correctamente al individuo sospechoso como «enfermo», junto con las pruebas con valores predictivos positivos elevados. En contraste, las pruebas con alta especificidad y valor predictivo negativo serán útiles principalmente para descartar la sarcoidosis en algunas complicaciones complejas graves en las que no se puede realizar una biopsia, como por ejemplo la sarcoidosis cardíaca o la neurosarcoidosis.

El análisis de los biomarcadores en suero es preferible respecto a otras localizaciones, ya que es menos invasivo que el realizado en el lavado bronquioalveolar (BAL), y porque casi un tercio de los pacientes con sarcoidosis no tienen afectación pulmonar. Se ha testado una gran lista de biomarcadores durante los últimos 40 años, aunque solo uno (la enzima convertidora de angiotensina, ECA) se usa a menudo en la práctica clínica. Sin embargo, la utilidad clínica de la medición de la ECA a menudo se asocia con limitaciones significativas (prueba de baja especificidad, gran variabilidad interindividual en los resultados, correlación inconsistente entre los niveles séricos y la expresión de la enfermedad). No obstante, cuando los niveles elevados de un biomarcador específico para la sarcoidosis (generalmente, niveles elevados de ECA) van acompañados de un cuadro clínico y radiológico compatible, se puede considerar a la sarcoidosis como una opción de diagnóstico razonable.

De todos los marcadores estudiados, sIL-2R, proteína C reactiva (PCR), suero amiloide A (SAA) y la chitotriosidasa son los mejores marcadores para confirmar la sarcoidosis (sensibilidad más alta), mientras que la ECA, gammaglobulinas y

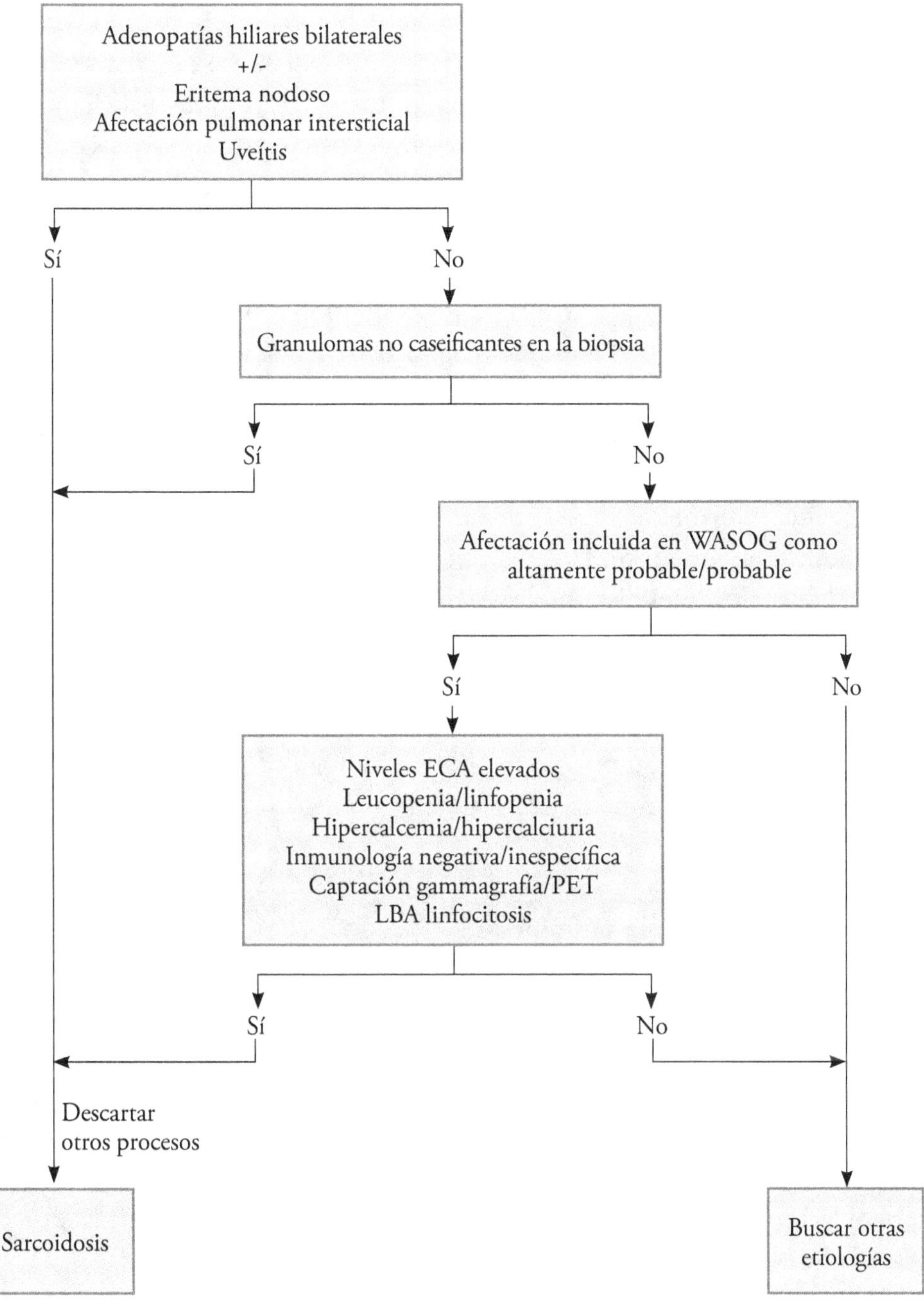

Figura 8.1. Algoritmo diagnóstico de la sarcoidosis.
**A mayor número de alteraciones presentes, mayor sospecha de posible sarcoidosis.*
ECA: enzima convertidora de la angiotensina; LBA: lavado bronquialveolar; PET: tomografía por emisión de positrones; WASOG: World Association of Sarcoidosis and Other Granulomatous Disorders.

lisozima pueden ser más útiles para descartar la sarcoidosis en casos complejos (especificidad más alta), teniendo en cuenta que con el uso de un corte más alto se puede aumentar la especificidad y con un corte más bajo se puede aumentar la sensibilidad de una prueba diagnóstica. Sobre el pronóstico, el sIL-2R y chitotriosidasa son probablemente mejores marcadores de pronóstico en comparación con la ECA, aunque las comparaciones cabeza a cabeza son limitadas. Otros mediadores, como el TNF-α y el CCL18, podrían ayudar a identificar a los pacientes con un mayor riesgo de desarrollar fibrosis pulmonar o enfermedad progresiva.

El escenario futuro del enfoque diagnóstico serológico de la sarcoidosis será el uso de múltiples ensayos que incluyen biomarcadores de diferentes fuentes celulares, con una interpretación caso por caso de los diferentes valores de sensibilidad y especificidad de cada prueba según la presentación clínica y el fenotipo del paciente. Probablemente será de mayor utilidad un panel que combine varios marcadores que no continuar analizando un marcador único. Existe una gran variedad de marcadores disponibles de diferente origen celular y con un equilibrio diferenciado entre especificidad y sensibilidad, por lo que una medición múltiple simultánea probablemente cubrirá mejor los diversos escenarios clínico-patológicos que pueden surgir en el diagnóstico de la sarcoidosis. A día de hoy, son pocos los estudios que han combinado más de un biomarcador sérico, y su utilización en la práctica diaria aún no es una realidad.

2   El hemograma en la sarcoidosis

La alteración más frecuente es la leucopenia que se encuentra en alrededor del 50 % de los casos y se manifiesta a expensas de una linfopenia. La linfopenia es un hallazgo típico en la sarcoidosis y se encuentra más frecuentemente en pacientes con evolución crónica. A parte de una linfopenia absoluta se observan también cambios en las subpoblaciones linfocitarias. El grado de depleción de diferentes subpoblaciones linfocitarias T (CD4, CD8) y B (CD19) se ha asociado con la gravedad de la enfermedad.

El recuento diferencial leucocitario puede objetivar neutrofilia (10-15 %), monocitosis (5 %), una ligera eosinofilia (4-10 %) y muy ocasionalmente basofilia (2 %). En pacientes con sarcoidosis se han descrito frecuencias elevadas de monocitos CD14$^+$CD16$^+$ con un perfil inmunológico proinflamatorio.

La anemia se presenta en un 5-20 % y suele presentarse de forma normocítica y normocrómica. En muchas ocasiones es difícil encontrar una causa evidente de la anemia y se asume un mecanismo multifactorial. Se han descrito casos aislados de hemólisis y síndrome de Evans en pacientes con sarcoidosis. La trombocitopenia es rara (aproximadamente un 2 %) y suele ser leve, aunque existen casos aislados con trombocitopenia grave y diátesis hemorrágica severa. En casos de trombocitopenia aguda se asume un mecanismo inmune tipo trombocitopenia de origen periférico.

La etiología de las citopenias puede ser debido a compromiso de la médula ósea por granulomas, hiperesplenismo, redistribución celular o por un mecanismo inmune. En caso de trombocitopenia y anemia de origen no aclarado se recomienda realizar un estudio etiológico. El grado de afectación medular por granulomas casi nunca es significativo y en cuanto a las citopenias se asume un mecanismo paracrino con inhibición de una hematopoyesis eficaz, no una infiltración masiva con mieloptisis. Las citopenias suelen responder a tratamiento inmunosupresor con corticoides. En casos aislados se han empleado tratamientos de segunda línea como las inmunoglobulinas por vía intravenosa, la esplenectomía o agentes inmunosupresores.

La presencia de una linfocitosis requiere un estudio morfológico e inmunofenotípico con citometría de flujo para descartar células linfoides atípicas en sangre periférica (véase en el capítulo 10 el apartado 10.3).

Aparte del hemograma, las alteraciones más frecuentes son una elevada tasa de ertritosedimentación, hiperglobulinemia policlonal y aumento de reactantes de la fase aguda como la PCR, haptoglobina o ferritina.

3 Histopatología

La reacción sarcoide temprana se caracteriza por una acumulación de linfocitos T CD45ROþ (memoria) y de macrófagos. Se sabe que estas células liberan citocinas predominantes del tipo TH1, que incluyen el interferón γ, la interleucina 12, la interleucina 15, el factor de necrosis tumoral α, y la interleucina 2. Se han propuesto dos razones para la formación del granuloma predominantemente del tipo TH1: la acumulación de citocinas quimioatrayentes en un área inflamada y la inflamación persistente causada por un estímulo desconocido. Aunque no está claro por qué la formación del granuloma es persistente, se ha propuesto que un estímulo de antígeno poco degradable presentado por los macrófagos y las células dendríticas provoca una respuesta de células T por moléculas HLA de clase II que posteriormente inducen la estimulación crónica de los macrófagos y la liberación de citocinas inflamatorias en forma persistente.

En la mayoría de los pacientes con sarcoidosis, se requerirá una biopsia para confirmar el diagnóstico. El sitio de la biopsia debe seleccionarse en función de la accesibilidad, la morbilidad de los procedimientos, la experiencia institucional y la preferencia del paciente. En general, un examen físico y una prueba diagnóstica enfocada son adecuados para revelar los objetivos de la biopsia. El pulmón es el sitio más frecuente para la confirmación de la biopsia, seguido de la piel, los ganglios linfáticos periféricos y el hígado.

Típicamente, los granulomas en la sarcoidosis son grupos bien formados de histiocitos epitelioides, junto con unas pocas células gigantes multinucleadas, rodeadas por un margen exterior de linfocitos T. Un borde variable de colágeno y fibroblastos rodea al granuloma. La evaluación patológica de la sarcoidosis debe incluir tinciones y cultivos para micobacterias y hongos, que en ocasiones pueden causar granulomas no necrotizantes. Los granulomas de la sarcoidosis exhiben con frecuencia necrosis focal, pero rara vez es generalizada o supurativa. Los granulomas sarcoideos contienen una variedad de cuerpos de inclusión, que en el pasado se pensaba que eran específicos para la sarcoidosis, pero en realidad se puede ver en otros trastornos. Estos pueden incluir cuerpos de calcio (cuerpos de Schaumann, que están formados por carbonato de calcio pero pueden contener cristales de oxalato de calcio birrefringentes), cuerpos de asteroides dentro de células gigantes multinucleadas y cuerpos de Hamazaki-Weisenberg (que pueden parecerse a las formas de levadura fúngica).

Los granulomas inmunes tienen un folículo central compuesto por células T epitelioides y células T auxiliares del tipo 1 CD4 (TH1) rodeadas por un anillo de fibroblastos, células B y linfocitos T CD8. Los macrófagos tisulares activados se parecen a las células epiteliales (de ahí el término granulomas «epitelioides»). Estas células se convierten en las fuentes primarias de la enzima de angiotensina. La formación del granuloma se puede dividir en cuatro etapas: inicio, acumulación, fase efectora y resolución. Durante el inicio, los macrófagos y los monocitos son las primeras células que se reclutan. Los antígenos son internalizados por macrófagos, que luego procesan y presentan péptidos a las células T CD4 a través de moléculas del complejo mayor de histocompatibilidad clase II. Las interacciones entre macrófagos y células T son esenciales para la activación de células T y el inicio y desarrollo de granulomas. Las moléculas coestimuladoras CD80, CD83, CD86 y HLA-DR desempeñan un papel importante en la interfaz entre las células presentadoras de antígenos y las células T. Tras el reclutamiento, las células T y los macrófagos liberan mediadores que amplifican aún más la respuesta TH1, lo que lleva a una mayor proliferación y reclutamiento. Durante la fase final (resolución), hay un aumento en la producción de citocinas generadas por macrófagos que favorecen la fibrosis (por ejemplo, factor transformante de crecimiento).

Los granulomas en la sarcoidosis tienden a encontrarse en las vías respiratorias de la submucosa, a lo largo del haz broncovascular, y en los linfáticos que se extienden a lo largo de los septos intralobulillares y de las superficies pleurales. Además de la necrosis, las características que sugieren diagnósticos alternativos incluyen granulomas sueltos o mal formados, la presencia de material polarizable en los granulomas, neumonía organizada, infiltrados de células mononucleares y de distribución atípica.

4 Diagnóstico diferencial

La sarcoidosis es una inflamación granulomatosa que no tiene una causa identificable, como una infección o un cuerpo extraño. Es por tanto un diagnóstico de exclusión. Los granulomas no caseificantes con células epitelioides son su sello histológico y generalmente permiten al patólogo distinguirlo de otras granulomatosis sistémicas (tabla 8.1). Sin embargo, la sarcoidosis puede ser difícil de diferenciar de las micobacterias y, en particular, de las micobacterias atípicas, que a menudo producen granulomas no caseificantes y de ciertas enfermedades fúngicas como la coccidioidiomicosis e histoplasmosis. La enfermedad por arañazo de gato y la toxoplasmosis son diagnósticos diferenciales importantes de la sarcoidosis que afectan principalmente al sistema linfático. La beriliosis crónica (generalmente una enfermedad profesional) y los cambios granulomatosos debidos a estados inmunodeficientes y al cáncer pueden ser imposibles de distinguir de la sarcoidosis solo por los hallazgos histológicos. Lo mismo se aplica a ciertas enfermedades hereditarias muy raras, como el síndrome de Blau.

> - Tuberculosis (infección por *M. tuberculosis*)
> - Enfermedad micobacteriana atípica
> - Infección micótica, histoplasmosis, coccidioidomicosis
> - Bartonelosis, toxoplasmosis, brucelosis
> - Lesiones parecidas a sarcoidosis debido al cáncer
> - Lesiones de tipo sarcoidosis debido a una inmunodeficiencia
> - Lesiones parecidas a sarcoidosis debido a medicamentos
> - Granulomatosis asociada a metales pesados
> - Beriliosis crónica
> - Vasculitis sistémica
> - Enfermedad pulmonar aislada: alveolitis alérgica exógena, silicosis

Tabla 8.1. Diagnóstico diferencial de las enfermedades sistémicas granulomatosas.

Una inflamación granulomatosa parecida a la sarcoidosis también puede ser inducida por ciertos fármacos, incluido el interferón α o β recombinante. Según los reportes de casos, la terapia con anticuerpos dirigida contra el factor de necrosis tumoral α (TNF-α) también puede inducir tal reacción. Esto es paradójico, ya que el infliximab se ha utilizado con éxito para tratar la sarcoidosis y se ha encontrado que la ausencia de TNF-α impide el desarrollo de granulomas.

Otras manifestaciones clínicas comunes de la sarcoidosis sistémica incluyen lesiones cutáneas y la linfadenopatía periférica. La sarcoidosis cutánea puede simular casi cualquier condición dermatológica y el diagnóstico a menudo se realiza solo después de practicar biopsia en la lesión. Las manifestaciones incluyen nódulos, placas, lesiones anulares, lesiones psoriasiformes, pápulas, lesiones hiper e hipopigmentadas y ulceraciones. La aparición de estas lesiones en sitios de traumatismo recurrente o en cicatrices antiguas debe sugerir la posibilidad de sarcoidosis y se debe solicitar una biopsia del sitio afectado. El eritema nudoso puede estar asociado con infecciones sistémicas, reacciones a medicamentos y otras causas de uveítis, como la enfermedad inflamatoria intestinal y el síndrome de Behçet. Sin embargo, en el contexto de la poliartritis y la fiebre puede indicar sarcoidosis aguda o síndrome de Löfgren. Asimismo, el lupus pernio con sus lesiones purpúreas en forma de placa alrededor de la boca, la nariz, los párpados y las orejas es altamente sugestivo, pero no específico, de sarcoidosis. La linfadenopatía periférica tiene una especificidad diagnóstica muy limitada para la sarcoidosis y, ante los síntomas constitucionales o los hallazgos atípicos en las radiografías de tórax, deben considerarse trastornos como el linfoma o el carcinoma. Sin embargo, las adenopatías periféricas proporcionan sitios de biopsia accesibles donde debe confirmarse la sarcoidosis.

La enfermedad cardíaca es una causa importante de morbimortalidad en la sarcoidosis, pero se reconoce clínicamente en solo la mitad de los pacientes que mueren por esta enfermedad. Sin embargo, en pacientes en los que la sarcoidosis se encuentra entre los diagnósticos diferenciales, los síntomas cardíacos pueden brindar un apoyo indirecto para el diagnóstico y conducir a una búsqueda más agresiva de otros hallazgos sugestivos. Las anomalías de conducción, las arritmias, el adelgazamiento ventricular, la insuficiencia cardíaca y la enfermedad valvular se han descrito asociadas con la sarcoidosis, pero pueden ser clínicamente silentes.

La neurosarcoidosis se reconoce clínicamente en solo el 5 al 15 % de los pacientes. Su asociación con la pérdida de la visión, el edema discal, la atrofia óptica y las anomalías de campo pueden llamar la atención del oftalmólogo, pero la no especificidad de sus manifestaciones y su capacidad para imitar otras afecciones a menudo hacen que el diagnóstico sea difícil. La enfermedad de los nervios craneales, los signos meníngeos, las lesiones parenquimatosas, la afectación de la médula espinal y la neuropatía periférica se observan en asociación con la sarcoidosis, resultando en un extenso diagnóstico diferencial. Otras consideraciones incluyen la enfermedad desmielinizante, neoplasias (que incluyen linfoma y lesiones metastásicas), sífilis, enfermedad de Lyme, virus del Nilo Occidental, enfermedad de Behçet, síndrome de Vogt-Koyanagi-Harada (VKH) y otros trastornos autoinmunes asociados con las vasculitis. Los síntomas no localizadores, como las convulsiones y las psicosis, pueden ser especialmente difíciles de interpretar. Aunque un diagnóstico preexistente de sarcoidosis elevará el índice de sospecha, no se puede suponer que el desarrollo de síntomas neurológicos se deba a la sarcoidosis, y se deben excluir otras enfermedades. La predilección de la sarcoidosis por las meninges basales, especialmente los surcos corticales y el espacio perivascular, puede causar confusión con tuberculosis o linfoma. Las lesiones granulomatosas del hipotálamo o de la glándula pituitaria pueden causar disfunción endocrina e incluso en ausencia de otros signos de sarcoidosis sistémica, la insuficiencia hipofisaria inexplicable, la enfermedad inflamatoria ocular o la atrofia óptica inexplicable deben llevar a la búsqueda de otros signos de sarcoidosis. La presencia de lesiones que mejoran junto con las meninges contiguas puede sugerir un meningioma, mientras que la sarcoidosis del nervio óptico puede simular el glioma, el meningioma o la neuritis óptica del nervio óptico. Este último puede ser difícil de distinguir radiológicamente de la enfermedad desmielinizante en el caso de lesiones periventriculares de la sustancia blanca.

La sarcoidosis puede involucrar a otros sistemas de órganos incluyendo el hígado, el bazo, los riñones, el tracto respiratorio superior, el sistema musculoesquelético y el tracto genitourinario. La participación de estos tejidos con poca frecuencia conduce a quejas oculares en ausencia de una uveítis acompañante. Sin embargo, los pacientes que presenten inflamación intraocular y síntomas sistémicos deben considerarse sospechosos de sarcoidosis en ausencia de evidencia para sugerir otro diagnóstico.

Bibliografía recomendada

Cowan CL Jr. Review for disease of the year: differential diagnosis of ocular sarcoidosis. Ocul Immunol Inflamm 2010; 18: 442-51.

Culver DA. Sarcoidosis. Immunol Allergy Clin North Am 2012; 32: 487-511.

Iannuzzi MC, Fontana JR. Sarcoidosis: clinical presentation, immunopathogenesis, and therapeutics. JAMA 2011; 305 (4): 391-9.

Iannuzzi MC, Rybicki BA, Teirstein AS. Sarcoidosis. N Engl J Med 2007; 357: 2153-65.

Mahévas M, Chiche L, Uzunhan Y, Khellaf M, Morin AS, Le Guenno G, *et al.* Association of sarcoidosis and immune thrombocytopenia: presentation and outcome in a series of 20 patients. Medicine (Baltimore) 2011; 90: 269-78.

Okamoto H, Mizuno K, Horio T. Circulating CD14+ CD16+ monocytes are expanded in sarcoidosis patients. Dermatol 2003; 30: 503-9.

Ramos-Casals M, Retamozo S, Sisó-Almirall A, Pérez-Álvarez R, Pallarés L, Brito-Zerón P. Clinically-useful serum biomarkers for diagnosis and prognosis of sarcoidosis. Expert Rev Clin Immunol 2019 Apr; 15 (4): 391-405.

Sweiss NJ, Salloum R, Ghandi S, Alegre M-L, Sawaqed R, Badaracco M, et al. Significant CD4, CD8, and CD19 lymphopenia in peripheral blood of sarcoidosis patients correlates with severe disease manifestations. PLoS ONE 2010; 5: e9088.

Capítulo 9

Estudios de imagen en la sarcoidosis

M. Benegas,[1] M.Á. Muxí Pradas,[2] M. Nazarena Pizzi,[3] M. Sánchez[1]

[1] Servicio de Radiodiagnóstico, CDIC
Hospital Clínic. Universidad de Barcelona (UB)
Barcelona

[2] Servicio de Medicina Nuclear, CDIC
Hospital Clínic. Universidad de Barcelona (UB)
Barcelona

[3] Cardiología Nuclear
Hospital Universitari Vall d'Hebron. Universidad Autónoma de Barcelona (UAB)
Barcelona

Dirección para la correspondencia:
Mariana Benegas
mnbenega@clinic.cat

Sinopsis

Las técnicas de imagen son fundamentales en la evaluación de la sarcoidosis, y participan en el diagnóstico, la valoración de actividad, la respuesta al tratamiento y el pronóstico. La radiografía de tórax es básica en la sarcoidosis pulmonar, y es creciente el uso de la tomografía computarizada. La tomografía por emisión de positrones valora la actividad inflamatoria y la resonancia magnética es de elección en la sarcoidosis cardíaca.

1   Introducción

Las técnicas de imagen son básicas y fundamentales en la evaluación de pacientes con sarcoidosis, siendo fundamentales la radiografía de tórax (Rx) y la tomografía computarizada (TC), especialmente la tomografía computarizada de alta resolución (TCAR), y teniendo cada vez más importancia otras técnicas como la resonancia magnética (RM) y la tomografía por emisión de positrones (PET). La imagen no es solo importante en el diagnóstico, sino que cada vez más participa en la valoración de la respuesta al tratamiento, en la valoración de actividad de la enfermedad y en el pronóstico.

La afectación pulmonar es la manifestación más frecuente de la sarcoidosis y será detallada específicamente, así como el papel de la PET. La afectación extrapulmonar de la sarcoidosis frecuentemente es causa de morbimortalidad de estos pacientes y las técnicas de imagen son importantes en su evaluación. La sarcoidosis cardíaca es causa importante de muerte en pacientes con sarcoidosis y la RM cardíaca y la PET cardíaca son las técnicas de imagen indicadas para su evaluación. La afectación abdominal, que es menos frecuente, en forma de visceromegalia, múltiples nódulos hepatoesplénicos y adenopatías, se puede valorar por TC, ecografía o RM. La afectación del sistema nervioso central (SNC) es poco frecuente (5 % de los pacientes) y típicamente se presenta en forma de leptomeningitis granulomatosa con infiltración de cisternas basales, quiasma y eje hipotálamo-hipofisario, y más raramente puede formar masas intra o extraaxiales; su técnica de valoración es la RM (figura 9.1). En los casos con afectación ósea o muscular, la RM y la PET serán las técnicas de elección.

2   Sarcoidosis pulmonar

La radiografía de tórax posteroanterior y lateral es una exploración fundamental, ya que la afectación torácica (pulmonar y adenopática hiliar y mediastínica) es la más frecuente, constituyendo la mayor parte de la morbimortalidad asociada a la sarcoidosis.

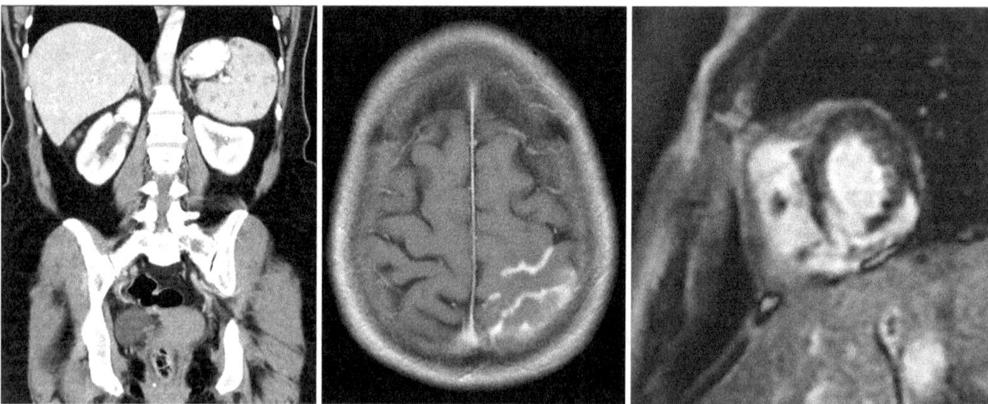

Figura 9.1. (De izquierda a derecha) Corte coronal de TC abdominal que muestra múltiples nódulos hepatoesplénicos en una paciente con sarcoidosis con afectación abdominal. RM cerebral contrastada que muestra captación leptomeníngea focal de gadolinio en un paciente con neurosarcoidosis. RM cardíaca, secuencia de realce tardío que muestra extenso y marcado realce subepicárdico con extensión casi transmural a nivel inferior e inferoseptal sugestivo de afectación miocárdica sarcoidea.

2.1 Radiografía de tórax y tomografía computarizada

Las alteraciones de la Rx de tórax pueden ser la primera manifestación de la enfermedad en pacientes asintomáticos. Un 60-70 % de los pacientes presentan hallazgos sugestivos de sarcoidosis en esa prueba radiográfica, por lo que es la primera técnica de imagen para sugerir el diagnóstico.

El sistema de estadificación de Scadding de la sarcoidosis basado en los hallazgos en la Rx de tórax sigue siendo aún ampliamente utilizado a pesar de su implementación hace más de cinco décadas. Este esquema de clasificación define cinco estadios que se resumen en la tabla 9.1.

El término «estadio» no significa necesariamente que los pacientes progresen secuencialmente de un estadio a otro. De hecho, la utilidad del sistema de estadificación es limitada debido a que no indica la actividad de la enfermedad y a que la severidad de la afectación radiológica no se correlaciona estrictamente con la clínica y la función pulmonar. Existe, sin embargo, cierta correlación entre el estadio y el curso de la enfermedad y pronóstico; de hecho, los estadios agrupan a los pacientes con similar probabilidad de remisión espontánea de la enfermedad: mayor en el estadio I, con remisión espontánea en el 60-90 % de los pacientes y sin remisión en el estadio IV. Aunque en la mayoría de los pacientes la condición

Estadio	Radiografía de tórax	Remisión espontánea (%)	Frecuencia (diagnóstico) (%)
0	Normal		5
I	Adenopatías hiliares	60-90	50
II	Adenopatías hiliares y afectación parenquimatosa	40-70	30
III	Afectación parenquimatosa	10-20	10
IV	Fibrosis	0	5 (hasta 25% durante el curso de la enfermedad)

Tabla 9.1. Estadificación de la sarcoidosis basada en los hallazgos radiográficos.

remite o permanece estable, puede progresar a fibrosis pulmonar en aproximadamente un 25 % de los casos.

La TC de tórax, especialmente la TCAR, es más sensible que la radiografía en la detección de las adenopatías y sobre todo en la detección de anomalías parenquimatosas en estadios tempranos. La TCAR es, además, más precisa que la radiografía en la valoración de los signos de fibrosis pulmonar. Si bien en la práctica diaria actual, la gran mayoría de los pacientes con sospecha de sarcoidosis son estudiados mediante TC, no hay recomendaciones recientes sobre el uso de las técnicas de imagen torácica. Las últimas guías del año 1999 recomiendan la Rx de tórax en la evaluación inicial y la TCAR en tres situaciones específicas: evaluación del paciente con sospecha de sarcoidosis y Rx de tórax normal, valoración en caso de hallazgos radiográficos o clínicos atípicos y en la detección de complicaciones de la enfermedad.

La TCAR ha demostrado mejor fiabilidad interobservador respecto a la Rx de tórax. Otra ventaja conocida de la TCAR es la posibilidad de discriminar entre inflamación activa y fibrosis pulmonar, lo que sugiere posible enfermedad reversible frente a irreversible. Los nódulos y el vidrio deslustrado son potencialmente reversibles en la mayoría de los casos, las bronquiectasias de tracción y el panal son irreversibles. Asimismo, la TCAR es importante en la decisión y localización de la obtención de biopsias mediante broncoscopia.

2.2   Hallazgos radiológicos

La sarcoidosis pulmonar presenta un amplio espectro de manifestaciones radiológicas, que pueden confundir al imitar a muchas otras enfermedades pulmonares (tabla 9.2).

2.2.1   Linfadenopatías

El patrón más frecuente es el de las adenopatías hiliares bilaterales (50-80 %), generalmente simétricas, siendo la simetría una importante característica que la diferencia de otras enfermedades con afectación adenopática (por ejemplo, linfoma, metástasis, tuberculosis) (figura 9.2). La TC permite la identificación de

Manifestaciones típicas	Manifestaciones atípicas

• Adenopatías hiliares y paratraqueales derechas
• Patrón nodular
  – Perilinfático
• Opacidades reticulares y fibrosis
  – Distorsión arquitectural
• Localización
  – Predominio lóbulos superiores
  – Perihiliar
	• Adenopatías unilaterales, mamarias internas, mediastínicas posteriores
	• Nódulos pulmonares y masas
	• Consolidaciones alveolares
	• Vidrio deslustrado
	• Patrón lineal
	• Nódulos miliares
	• Lesiones quísticas/cavitadas
	• Otros: patrón en empedrado, signo del halo y signo del halo invertido
	• Traqueobronquial
	• Pleural

TCAR: tomografía computarizada de alta resolución.

Tabla 9.2. Manifestaciones de la sarcoidosis pulmonar en la TCAR.

las estaciones ganglionares con mayor precisión que la radiografía. El patrón más común es la combinación de las adenopatías hiliares bilaterales y adenopatías mediastínicas paratraqueales derechas. La presencia de las adenopatías hiliares

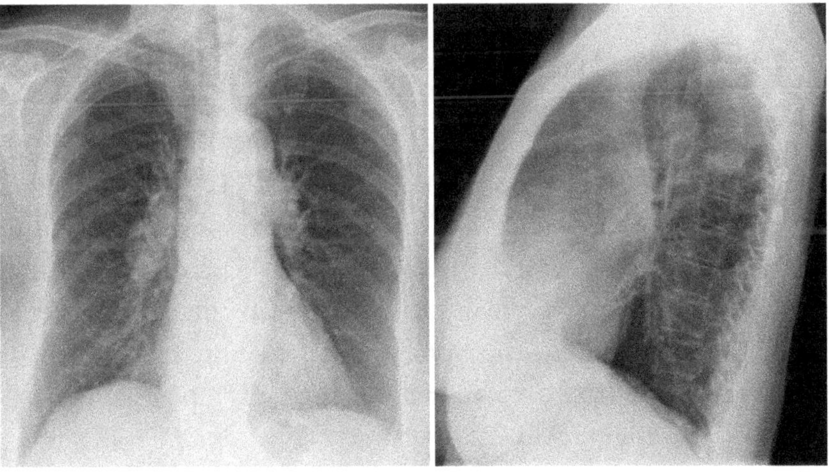

Figura 9.2. Radiografía de tórax posteroanterior y lateral: se observan adenopatías hiliares bilaterales y simétricas en un paciente con sarcoidosis en estadio I. Las adenopatías hiliares son más prominentes del lado derecho en la Rx de tórax posteroanterior debido a que el hilio derecho está más separado del mediastino respecto al izquierdo.

bilaterales con o sin adenopatías mediastínicas ocurre en el 95 % de los casos. Las adenopatías mediastínicas paratraqueales izquierdas, prevasculares, ventana aortopulmonar, paraaórticas y subcarinales, se presentan en el 50 % de los casos. Ocasionalmente, la afectación ganglionar puede ser atípica, y mostrarse asimétrica o en localizaciones atípicas (mamarias internas, axilares, paravertebrales y retrocrurales). Las adenopatías pueden presentar calcificaciones con diferentes patrones, que son indistinguibles de otras enfermedades granulomatosas (silicosis, tuberculosis, histoplasmosis) y se relacionan con la duración de la enfermedad.

2.2.2 *Hallazgos parenquimatosos*

La afectación parequimatosa pulmonar está presente en un 20-50 % y es generalmente bilateral, simétrica y de predominio en campos pulmonares superiores y medios. En la Rx de tórax, las opacidades reticulonodulillares son más frecuentes que la afectación puramente nodular. Se observa típicamente distorsión arquitectural parenquimatosa con retracción y elevación hiliar con pérdida de volumen lobar superior.

2.2.2.1 Manifestaciones parenquimatosas típicas en la TCAR

- *Patrón micronodular con distribución perilinfática.* El patrón típico de micronódulos con distribución perilinfática en la TCAR es característico de la enfermedad (figura 9.3). Los micronódulos perilinfáticos presentes en el 75-90 % de los casos se localizan a lo largo del intersticio subpleural, peribroncovascular, centrolobulillar y en septos interlobulillares, y corresponden a agregados de granulomas no caseificantes en la histología. La distribución es bilateral y simétrica, predominantemente en campos pulmonares superiores y medios (figura 9.4).
- *Cambios fibróticos.* En un 20 % de los pacientes se observan opacidades lineales, bronquiectasias de tracción y distorsión parenquimatosa con desplazamiento de las cisuras. Los cambios fibróticos son más frecuentes en las zonas superiores y medias y con una distribución parcheada (figura 9.5).

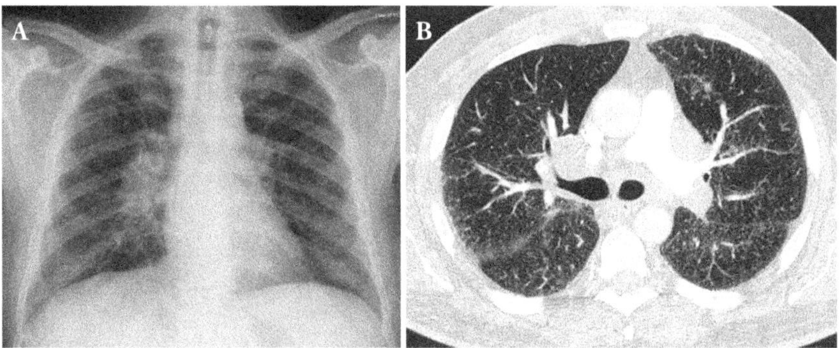

Figura 9.3. Radiografía de tórax posteroanterior (A): se observan adenopatías hiliares bilaterales así como opacidades pulmonares bilaterales de distribución parcheada (estadio II). La TCAR en corte axial muestra adenopatías mediastínicas e hiliares bilaterales asociado a opacidades micronodulillares de distribución perilinfática, predominantemente subpleural, peribroncovascular y cisural (B).

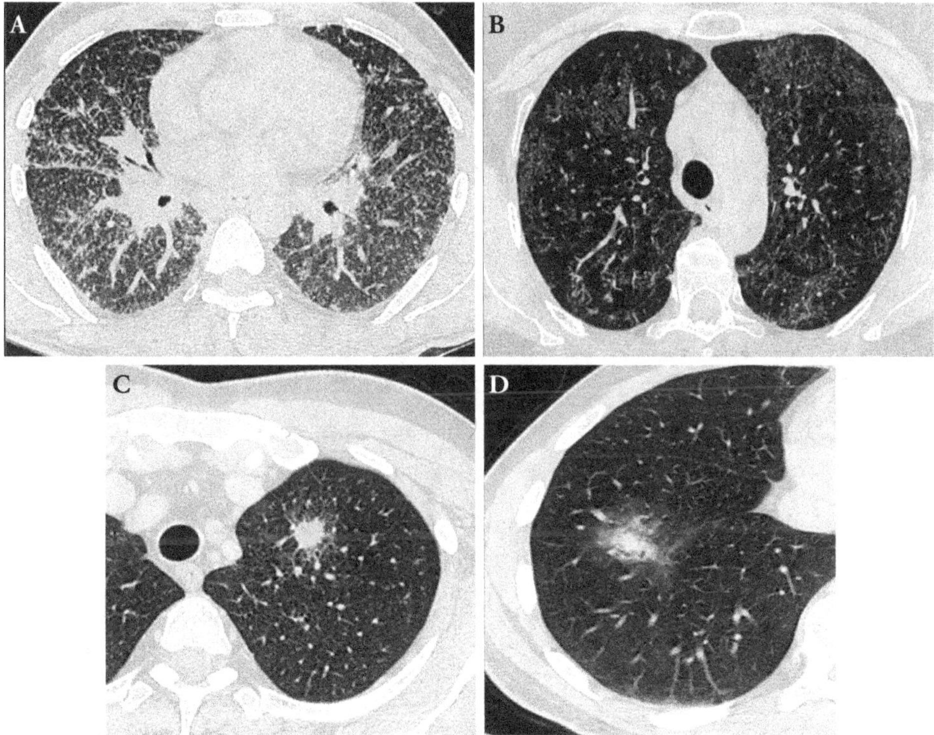

Figura 9.4. Cortes axiales de TCAR en cuatro pacientes con sarcoidosis con diferentes patrones de afectación. A: Afectación difusa nodulillar de distribución perilinfatica con conglomerados perihiliares bilaterales. B: Múltiples opacidades micronodulillares perilinfáticas centrolobulillares en vidrio deslustrado. C: Nódulo pulmonar en el lóbulo superior izquierdo asociado a tenues micronódulos adyacentes. D: Consolidación focal en el lóbulo inferior derecho con halo en vidrio deslustrado.

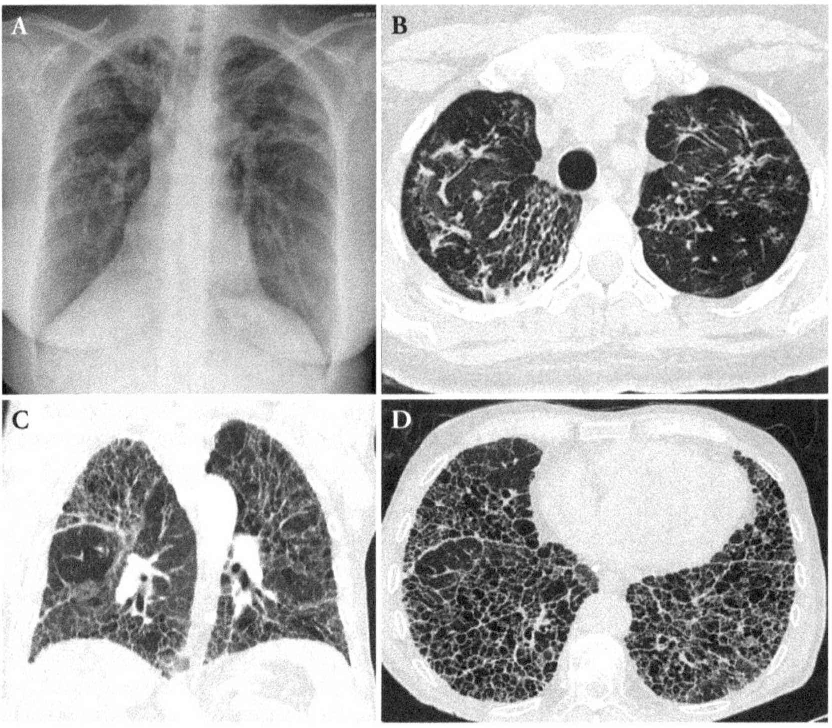

*Figura 9.5. A: Radiografía de tórax posteroanterior que muestra cambios fibróticos típicos
de sarcoidosis con bronquiectasias de tracción con predominio en campos pulmonares superiores y medios
que condiciona retracción y elevación hiliar bilateral y pérdida de volumen. B: Corte axial de TCAR
a nivel de lóbulos superiores que muestra bronquiectasias de tracción por fibrosis peribroncovascular.
C y D: Corte coronal y axial de TCAR que muestran una afectación fibrótica difusa con bronquiectasias
de tracción y presencia de quistes de panal de predominio basal, con un patrón de neumonía intersticial
usual similar a la fibrosis pulmonar idiopática.*

2.2.2.2   Manifestaciones parenquimatosas atípicas en la TCAR

- *Nódulos pulmonares y masas.* En la TCAR pueden observarse nódulos pulmonares y masas en un 15-25 % de los casos. Los nódulos mal definidos miden
  entre 1 a 4 cm y son múltiples, bilaterales y perihiliares o periféricos. Pueden
  observarse múltiples micronódulos satélite en la periferia de las masas («signo
  de la galaxia») o múltiples micronódulos distribuidos a lo largo de los vasos
  linfáticos en el pulmón periférico («signo del cúmulo sarcoideo»). Si las lesiones
  tienden a confluir, forman masas y conglomerados, típicamente en los campos
  superiores y medios, simulando fibrosis masiva progresiva (véase la figura 9.4).

- *Otros hallazgos.* Algunos otros hallazgos menos frecuentes son el patrón miliar, patrón en empedrado, patrón septal, patrón micronodular calcificado similar a la microlitiasis alveolar, signo del halo y signo del halo invertido.
- *Consolidaciones y opacidades en vidrio deslustrado.* Pueden verse áreas de consolidación alveolar en un 10-20 %, así como opacidades en vidrio deslustrado predominantemente de distribución parcheada en un 40 % de los casos.
- *Cambios fibroquísticos.* Estos representan un estadio avanzado de sarcoidosis típicamente en los campos pulmonares superiores y medios y perihiliares. Incluyen las bullas, quistes, incluso quistes que simulan panalización y cavitación de lesiones parenquimatosas (véase la figura 9. 5). La formación de micetomas en el interior de las cavidades es una de las complicaciones en el estadio IV de la enfermedad.
- *Vía aérea.* Las manifestaciones más comunes de afectación de la vía aérea son el patrón de atenuación en mosaico, el atrapamiento aéreo, las alteraciones traqueobronquiales y las atelectasias.
- *Enfermedad pleural.* La afectación pleural es rara (1-4 %) e incluye derrame pleural (exudado, trasudado, hemotórax, quilotórax), neumotórax, engrosamiento pleural y calcificación pleural.

2.3 *TCAR en la monitorización de la enfermedad y la valoración pronóstica*

Si bien la TCAR parece ser un mejor método en la evaluación inicial de los pacientes dada su mayor sensibilidad en la detección de las adenopatías, las alteraciones pulmonares y la fibrosis, no se ha estudiado su papel en la valoración pronóstica de la enfermedad, por lo que se sigue realizando la estadificación clásica radiográfica. Sin embargo, la TCAR muestra información sobre la posible reversibilidad de las lesiones lo que tiene implicación en el manejo y pronóstico (figura 9.6).

El uso de una evaluación estandarizada de la TCAR no solo ha demostrado ser reproducible, sino que también ha demostrado en un estudio una correlación estadísticamente significativa con los parámetros de las pruebas funcionales; ello indica, además de la gravedad de la enfermedad, que los hallazgos específicos en la TCAR son predictivos de diferentes patrones de funcionalismo respiratorio.

En un estudio retrospectivo, Walsh *et al.* proponen un algoritmo de variables independientes para predecir el pronóstico en pacientes con sarcoidosis pulmonar,

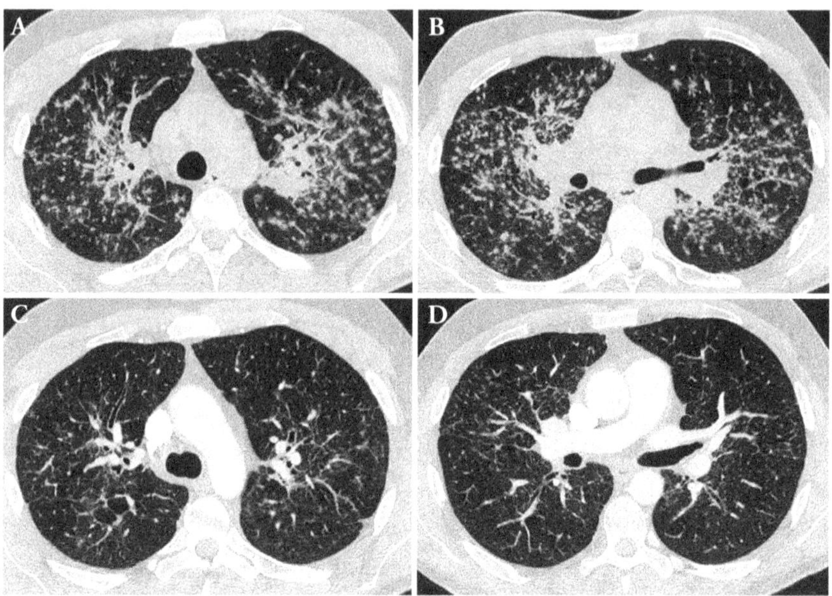

Figura 9.6. A y B: Cortes axiales de TCAR con presencia de múltiples nódulos con patrón perilinfático en lóbulos superiores y segmentos apicales de lóbulos inferiores. C y D: Cortes axiales de TCAR del mismo paciente tras tratamiento que muestran importante mejoría radiológica de los hallazgos parenquimatosos reversibles con persistencia de tractos lineales y bronquiectasias.

mediante dos variables en la TC (fibrosis en el 20 % de los campos pulmonares y el diámetro de la arteria pulmonar), integrado con una combinación de variables fisiológicas en un sistema de estadificación.

Al evaluar la monitorización de la enfermedad, no existen estudios que demuestren beneficios adicionales de realizar TC de seguimiento en relación con las pruebas funcionales y la Rx de tórax. Sin embargo, la TC es útil en el diagnóstico y evaluación de las complicaciones de la sarcoidosis.

3   Tomografía por emisión de positrones

3.1   Introducción

La tomografía por emisión de positrones, habitualmente conocida como PET (del inglés *positron emission tomogaphy),* es una técnica de imagen molecular que actualmente se considera la exploración más avanzada en el estudio *in vivo* de distintos procesos fisiológicos o fisiopatológicos. Como cualquier técnica de medicina nuclear, se basa en la detección y estudio de la distribución tridimensional de distintas sustancias radioactivas, llamadas *radiofármacos*, tras su inyección intravenosa. Los radiofármacos están compuestos por una molécula, que determina su distribución, unida a un radionúclido emisor de positrones.

Existen muchos trazadores PET que pueden utilizarse en la valoración de la sarcoidosis, como el ^{68}Ga-DOTATATE o el ^{68}Ga-DOTATOC, que son radiofármacos con alta afinidad para la somatostatina, cuyos receptores están sobreexpresados en las células inflamatorias, pero sin duda la ^{18}F-FDG (^{18}flúor-fluorodesoxiglucosa) es el más utilizado.

La fluorodesoxiglucosa (FDG) es un análogo de la glucosa que se utiliza unida al isótopo radioactivo flúor-18 (^{18}F-FDG). Su disponibilidad y sus características metabólicas, que permiten el estudio de todos aquellos procesos en los que existe un aumento del consumo de glucosa, desde los tumores hasta la infección o inflamación activa, son la causa de que sea actualmente el trazador PET más extendido.

La PET necesita una corrección técnica para la obtención de las imágenes, llamada *corrección de la atenuación*, que en los estudios actuales se realiza a partir de la adquisición de una tomografía computarizada (TC) de baja dosis en un equipo llamado PET/TC. Este permite la obtención de cortes tomográficos de PET, de TC y su posterior fusión. De estar indicado, la TC se puede adquirir con las características técnicas de un estudio con fines diagnósticos (alta dosis).

Es necesario un ayuno de 6 horas antes de la inyección del radiofármaco, para favorecer que las células capten la FDG y evitar una competencia con la glucosa sérica. Debido a que el miocardio puede utilizar glucosa como sustrato energético, para valorar una posible afectación cardíaca se requiere una preparación especial:

1) Una dieta rica en grasas y proteínas pero baja en carbohidratos.
2) Ayuno prolongado de 12-18 horas.
3) La administración de una pequeña dosis de heparina sódica por vía intravenosa, 15 minutos antes de la inyección.

Las imágenes se obtienen, en todos los casos, a los 60 minutos postinyección; destacar que durante este tiempo el paciente debe permanecer en reposo.

La valoración de las imágenes es visual y semicuantitativa. El análisis visual, en un estudio normal, muestra únicamente la captación fisiológica del trazador por miocardio, hígado y tracto intestinal, así como su eliminación urinaria. La actividad en intestino, estómago y médula ósea es variable. Todo aumento de captación distinto a estos es susceptible de ser considerado como patológico. El análisis semicuantitativo más utilizado se basa en relacionar la «cantidad» máxima de FDG en un píxel, de una zona dibujada, con el peso del paciente y la dosis administrada, que se expresa como SUV_{max} (por *maximum standardised uptake value*).

La PET/TC con ^{18}F-FDG se está convirtiendo en una herramienta imprescindible para la personalización del tratamiento, al poder detectar la sarcoidosis activa, localizándola y diferenciándola de la no activa. Las células inflamatorias, presentes en los granulomas de la sarcoidosis activa, aumentan su actividad glucolítica para poder hacer frente a su mayor demanda de energía y, consecuentemente, captan ^{18}F-FDG, lo que permite hacer una valoración funcional de la enfermedad.

3.2 Diagnóstico Inicial

La PET/TC no está indicada formalmente en el diagnóstico inicial de la sarcoidosis. No obstante, dado que el diagnóstico final es anatomopatológico, la PET/TC puede ser de utilidad para localizar la zona con mayor aumento del metabolismo glucídico y, consecuentemente, con mayor rentabilidad diagnóstica para ser biopsiada.

En una sarcoidosis diagnosticada, la PET/TC permite la evaluación morfometabólica visual y semicuantitativa, de forma no invasiva, de la extensión de la actividad inflamatoria, incluso en pacientes con marcadores serológicos negativos. La posibilidad de estudiar todo el organismo tiene especial interés, dado que la afectación extratorácica existe en un 30-50% de los casos (figuras 9.7 y 9.8). Los peores resultados se encuentran en la detección de la afectación cutánea, debido al pequeño tamaño de las lesiones.

La PET/TC tiene una sensibilidad para el diagnóstico de la afectación pulmonar cercana al 100 %. Las imágenes pueden mostrar un patrón de captación difuso o multifocal. Esta captación se ha correlacionado con el grado de actividad, la extensión de la enfermedad y el número de neutrófilos del lavado broncoalverolar.

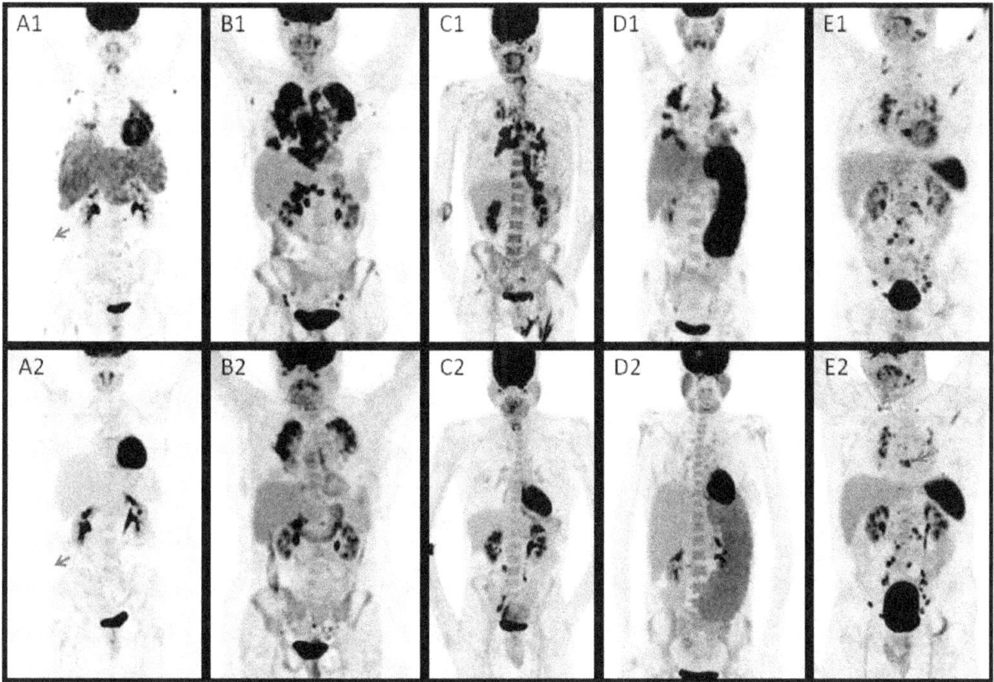

Figura 9.7. Tipos de respuesta metabólica en pacientes con sarcoidosis. PET con ^{18}F-FDG antes (1) y después del tratamiento (2). Imágenes de cuerpo entero. A: Respuesta metabólica completa con normalización del aumento de captación hepatoesplénica, nodular cutánea (véase flecha), adenopática y de los nódulos pulmonares. Mínima captación en adenopatías axilares derechas, inespecífica. B: Respuesta probablemente completa por normalización de la captación de las adenopatías supra e infradiafragmáticas, pero con persistencia de cierta actividad pulmonar, en probable relación con bronquiectasias. C: Respuesta metabólica importante, pero no completa, de las adenopatías mediastínicas e hiliares. En el estudio inicial, además, existía un infiltrado inflamatorio apical y una captación muy patológica en esófago distal y fundus gástrico (véase flecha). La endoscopia reveló una esofagitis por cándida y una gastritis crónica con un adenocarcinoma in situ. D: Respuesta metabólica parcial, con normalización del aumento de captación esplénica y de los infiltrados pulmonares, pero con persistencia de actividad en algunas adenopatías hiliares y mediastínicas. Captación en médula ósea homogénea, probablemente de tipo regenerativo por anemia. E: Sin respuesta metabólica, por persistencia de la actividad patológica en adenopatías supra e infradiafragmáticas, bazo, escápula izquierda, columna (véase flecha) y pelvis.

La sensibilidad de la técnica en la valoración de la afectación extrapulmonar es del 90 %. Los grupos ganglionares más afectados son los mediastínicos e hiliares, si bien la afectación puede ser a cualquier nivel. En ocasiones se visualiza el signo de la lambda, ya descrito en los estudios clásicos de medicina nuclear con ^{67}Ga-citrato, por afectación paratraqueal e hiliar bilateral. Las adenopatías inflamatorias

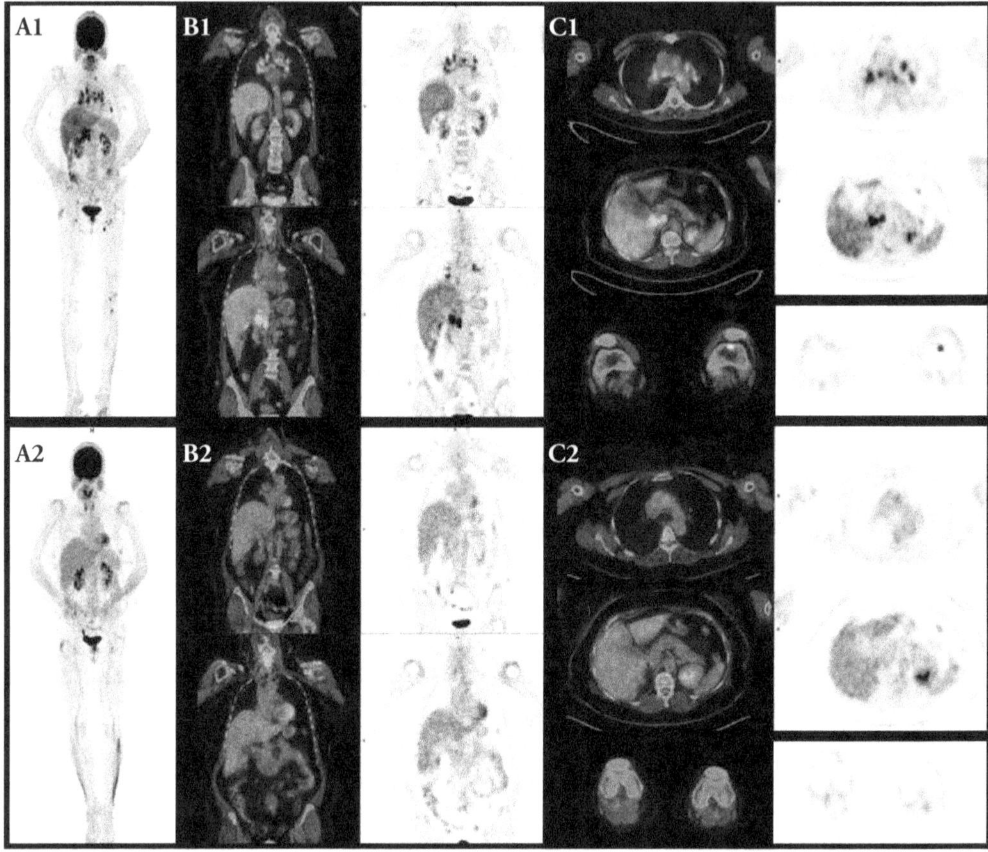

Figura 9.8. Paciente con dolor en rodilla izquierda con lesiones sugestivas de metástasis. Imagen de cuerpo entero (A), cortes de imágenes fusionadas (de PET con TC) y cortes de PET con 18F-FDG (B: cortes coronales y C: cortes sagitales). 1: Estudio inicial. Se muestra un aumento patológico del metabolismo glicídico en múltiples adenopatías (hiliar bilateral, mediastínica, del hilio hepático y peripancreatica) y en las lesiones óseas de la rodilla izquierda. Una TC de alta resolución posterior demostró, además de las adenopatías conocidas, un patrón intersticial pulmonar bilateral de tipo micronodulillar, con múltiples nodulillos de distribución perilinfática, sugestivo de sarcoidosis, no detectables en el PET por su pequeño tamaño. La lesión ósea se biopsió y se confirmó que correspondía con una lesión por sarcoidosis activa. 2: Estudio a los 10 meses de iniciado el tratamiento. Se observa una respuesta metabólica completa por normalización del aumento patológico de captación en las zonas descritas.

pueden presentar un grado de captación muy elevado, por lo que la cuantificación de este grado (SUV) no permite diferenciarlas de las adenopatías malignas.

La afectación muscular, que clínicamente aparece en un 5 % y de forma asintomática en un 50-80 %, también puede ser generalizada. Se ha descrito el llamado *tiger man sign*, por captación lineal en los músculos, predominantemente en extremidades. La afectación ósea aparece en las imágenes de la PET/TC en, aproximadamente, un 22 % de los casos, con un patrón focal o difuso. También puede detectarse la afectación difusa de la médula ósea, la afectación renal, hepática o esplénica.

El componente inflamatorio de la sarcoidosis cardíaca es fácilmente detectable como acúmulos focales o heterogéneos de ^{18}F-FDG. De modo paralelo, se observan defectos de perfusión debido a compresión capilar por edema en los estadios precoces (posiblemente reversibles) y, posteriormente, a fibrosis. Por lo tanto, un estudio PET/TC cardíaco diagnóstico de sarcoidosis cardíaca debe contar con una imagen de metabolismo glucídico y con una imagen de perfusión de reposo, realizada con radiofármacos de perfusión de PET o de SPECT (figura 9.9). De forma global, la PET/CT cardíaca tiene una sensibilidad diagnóstica del 89 % y una especificidad del 78 %.

Tanto las imágenes metabólicas como las imágenes de perfusión se adquieren sincronizadas con el electrocardiograma, se procesan y presentan en los cortes tomográficos propios de los estudios cardíacos, en un formato que permita su comparación. En los estadios precoces hay un mayor componente de actividad inflamatoria, mientras que en los estadios más avanzados predominan los defectos de perfusión por fibrosis. Es necesario, para evitar diagnósticos falsos positivos en los pacientes con patología coronaria, excluir la presencia de enfermedad coronaria significativa como causa de los defectos de perfusión.

3.3　*Pronóstico y respuesta al tratamiento*

En la sarcoidosis son factores de mal pronóstico: la mayor captación de las lesiones antes de iniciarse el tratamiento, la extensión de la afectación y la captación difusa pulmonar. En la sarcoidosis cardíaca se agregan la insuficiencia cardíaca o la captación focal de ^{18}F-FDG en el ventrículo derecho. Además, la combinación de defectos de perfusión (edema/fibrosis) y de inflamación activa ha demostrado incrementar cuatro veces el riesgo anual de arritmias ventriculares y muerte cardiovascular.

En pacientes en los que se evalúa la respuesta al tratamiento, la PET/TC puede aportar información complementaria, demostrando de forma objetiva, visual y semicuantitativa, la existencia o no de respuesta (figuras 9.7, 9.8 y 9.10). La

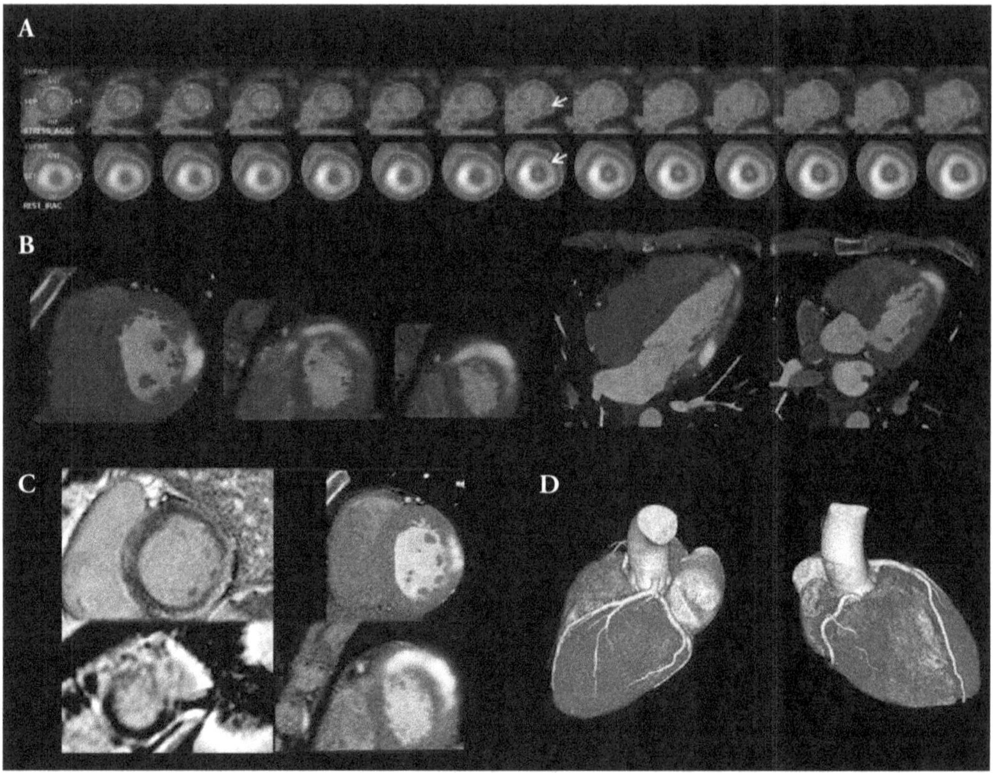

Figura 9.9. Paciente de 44 años al que se le realiza un PET/TC para confirmar la sospecha de SC derivada de la presencia de disfunción ventricular izquierda y realce tardío intramiocárdico en un estudio de resonancia magnética cardíaca (RMC). A: Comparación de las imágenes metabólicas de ^{18}F-FDG (arriba) y de perfusión (abajo). En los cortes tomográficos (eje corto) se visualizan discretos defectos de perfusión en la cara lateral (flecha) y en los segmentos apical y anteroapical que coinciden con focos de captación de ^{18}F-FDG (patrón de match, flecha). B: Las imágenes de fusión del PET y la TC cardíaca permiten localizar con exactitud los territorios con hipermetabolismo sugestivos de SC activa. C: Dichos territorios se corresponden con los segmentos que muestran realce tardío y por tanto fibrosis miocárdica en la RMC. D: La tomografía cardíaca descarta la presencia de enfermedad coronaria, excluyendo esta causa como responsable de los defectos de perfusión y aumentando la especificidad del PET/TC.

resolución de las captaciones patológicas, sugestiva de una respuesta metabólica completa, puede determinar el cambio o suspensión del tratamiento. Del mismo modo, en pacientes con sarcoidosis con fibrosis pulmonar, catalogados como crónicos, la PET/TC puede detectar patología inflamatoria activa, susceptible de ser tratada. Un aspecto por aclarar es que, en los casos en que la resolución de las imágenes patológicas no es completa, no se ha establecido de forma universal qué cambio en el grado de captación se considera como significativo.

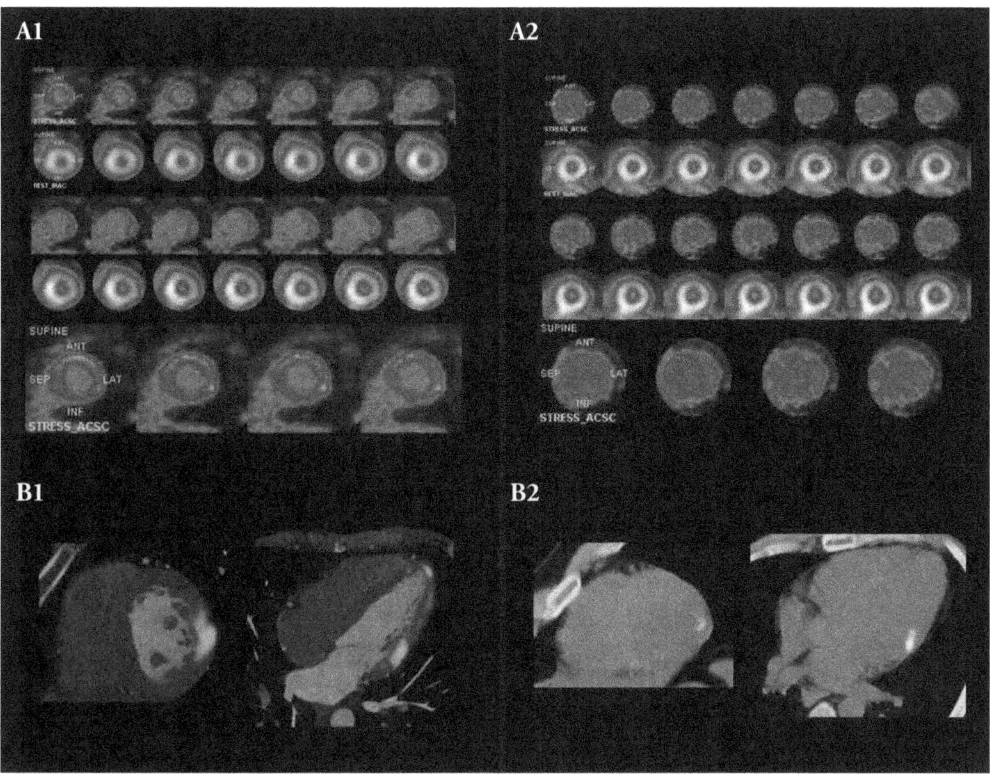

Figura 9.10. El paciente con sarcoidosis cardíaca comentado en la figura 9. 9, antes (1) y después del tratamiento (2). A: Comparación de las imágenes metabólicas de ^{18}F-FDG (arriba) y de perfusión (abajo). Los cortes tomográficos de PET con ^{18}F-FDG se amplían para una mejor valoración visual. B: Cortes fusionados. El PET/TC de control, tras 6 semanas de tratamiento antiinflamatorio con corticoides, evidencia una respuesta metabólica significativa, con una disminución de la captación patológica de ^{18}F-FDG, visible en los cortes tomográficos comparativos (A2) y en las imágenes de fusión (B2). Esta disminución se cuantificó, observándose una reducción del 40 % de la captación (valores de SUV_{max} de 4,89 pretratamiento y de 2,36 postratamiento).

La valoración de la respuesta es especialmente importante con los nuevos fármacos que requieren una racionalización estricta. Esta valoración puede realizarse al final del tratamiento o incluso de forma precoz, a las 10 semanas del inicio de este, para detectar pacientes no respondedores que puedan requerir otros abordajes terapéuticos. En este sentido, los estudios de PET/TC cardíaco han comenzado a introducirse: a los 3 meses del inicio, tras 3 meses de la finalización del tratamiento y durante el seguimiento a largo plazo. Se ha observado que la reducción de la intensidad de la captación se correlaciona inversamente con mejoría de la función ventricular.

Bibliografía recomendada

Calandriello L, Walsh SLF. Imaging for sarcoidosis. Semin Respir Crit Care Med 2017; 38 (4): 417-36.

Chareonthaitawee P, Beanlands RB, Chen W, Dorbala S, Miller EJ, Murthy VL, *et al.* Joint SNMMI–ASNC Expert Consensus Document on the Role of 18F-FDG PET/CT in Cardiac Sarcoid Detection and Therapy Monitoring. J Nucl Med 2017; 58: 1341-53.

Criado E, Sánchez M, Ramírez J, Arguis P, de Caralt TM, Perea RJ, *et al.* Pulmonary sarcoidosis: typical and atypical manifestations at high-resolution CT with pathologic correlation. Radiographics. 2010; 30 (6): 1567-86.

Drent M, De Vries J, Lenters M, Lamers RJ, Rothkranz-Kos S, Wouters EF, van Dieijen-Visser MP, Verschakelen JA. Sarcoidosis: assessment of disease severity using HRCT. Eur Radiol 2003; 13 (11): 2462-71.

Herráez Ortega I, López González L. La sarcoidosis torácica. Radiologia 2011; 53 (5): 434-48.

Kalshetty A, Thapa P, Basu S. PET/CT in asessment of sarcoidosis. En: Wagner Th, Basu S, eds. PET/TC in infection and inflammation. Clinicians' Guide to Radionuclide Hybrid Imaging. PET/CT. Switzerland: Springer; 2018. pp. 29-41.

Keijsers RG, van den Heuvel DA, Grutters JC. Imaging the inflammatory activity of sarcoidosis. Eur Respir J 2013; 41 (3): 743-51.

Rao DA, Dellaripa PF. Extrapulmonary manifestations of sarcoidosis. Rheum Dis Clin North Am 2013; 39 (2): 277-97.

Statement on sarcoidosis. Joint Statement of the American Thoracic Society (ATS), the European Respiratory Society (ERS) and the World Association of Sarcoidosis and Other Granulomatous Disorders (WASOG) adopted by the ATS Board of Directors and by the ERS Executive Committee, February 1999. Am J Respir Crit Care Med 1999; 160 (2): 736-55.

Walsh SL, Wells AU, Sverzellati N, Keir GJ, Calandriello L, Antoniou KM, *et al.* An integrated clinicoradiological staging system for pulmonary sarcoidosis: a case-cohort study. Lancet Respir Med 2014; 2 (2): 123-30.

Youssef G, Leung E, Mylonas I, Nery P, Williams K, Wisenberg G, *et al.* The use of 18F-FDG PET in the diagnosis of cardiac sarcoidosis: a systematic review and metaanalysis including the Ontario experience. J Nucl Med 2012; 53: 241-8.

Capítulo 10

Evolución y factores pronóstico

S. Retamozo,[1] T. Baumann,[2] E. Cuestas,[3] P. Brito-Zerón[4]

[1] Instituto de Investigaciones en Ciencias de la Salud (INICSA), Universidad Nacional de Córdoba (UNC), Consejo Nacional de Investigaciones Científicas y Técnicas (CONICET)
Córdoba (Argentina)
Instituto Universitario de Ciencias Biomédicas de Córdoba (IUCBC)
Córdoba (Argentina)

[2] Servicio de Hematología, Instituto Clínic de Hematología y Oncología (ICMHO)
Hospital Clínic
Barcelona

[3] Servicio de Pediatría y Neonatología, Hospital Privado Universitario de Córdoba
Instituto Universitario de Ciencias Biomédicas de Córdoba (IUCBC)
Instituto de Investigaciones en Ciencias de la Salud (INICSA), Universidad Nacional de Córdoba (UNC), Consejo Nacional de Investigaciones Científicas y Técnicas (CONICET)
Córdoba (Argentina)

[4] Unidad de Enfermedades Autoinmunes Sistémicas
Servicio de Medicina Interna
Hospital CIMA-Sanitas
Barcelona

Dirección para la correspondencia
Pilar Brito-Zerón
mpbrito@sanitas.es

Sinopsis

La sarcoidosis es una enfermedad granulomatosa multisistémica de causa desconocida y con una evolución impredecible. Se han descrito avances significativos en el diagnóstico, manejo y pronóstico de la enfermedad en las últimas dos décadas. Sin embargo, todavía hay problemas desafiantes. En primer lugar, no se ha identificado una causa definitiva de la enfermedad y de una herramienta de diagnóstico «estándar de oro» o *gold standard*. El hecho de que el diagnóstico se base en la evidencia de inflamación granulomatosa no caseificante en la histología, junto con características clínicas y radiológicas compatibles y la exclusión de diagnósticos alternativos, ilustra claramente la dificultad para establecer un diagnóstico definitivo. Este problema se agrava aún más por el hecho de que a menudo hay un retraso prolongado desde la aparición de los síntomas hasta la formulación de un diagnóstico, con diferentes subespecialidades médicas que participan en el proceso de diagnóstico. La asociación de sarcoidosis con los síndromes linfoproliferativos fue descrita como «síndrome de sarcoidosis-linfoma»; el diagnóstico del linfoma puede ser antes, mientras o después del diagnóstico de la sarcoidosis en el mismo paciente. Estas distintas asociaciones pueden representar una dificultad diagnóstica notable, por lo que la confirmación histológica por biopsia es imprescindible.

1 Evolución

Una de las principales dificultades para identificar con precisión a los pacientes con riesgo de daño progresivo de órganos mayores y de muerte es la heterogeneidad de su presentación. Por ejemplo, la enfermedad puede ser asintomática o detectarse incidentalmente en las imágenes de tórax, a pesar de una importante afectación cardíaca. En muchos pacientes con sarcoidosis pulmonar asintomática, el diagnóstico no se realiza y, por lo tanto, se desconoce la prevalencia exacta de la enfermedad: hay una alta prevalencia de pacientes asintomáticos con sarcoidosis pulmonar en estudios de detección radiográfica.

Por otro lado, ciertas formas de la enfermedad pueden causar disfunción orgánica progresiva y grave, lo que puede conducir a insuficiencia orgánica y morbimortalidad significativas. La insuficiencia respiratoria es la principal causa de muerte en los pacientes con sarcoidosis, excepto en las cohortes japonesas en las que el desenlace fatal es más frecuente debido a la afectación cardíaca. Además, la hipertensión pulmonar, una complicación importante de la sarcoidosis cardiopulmonar avanzada, es un predictor independiente de mortalidad en la sarcoidosis independientemente de la afectación específica de los órganos. La probabilidad de un desenlace fatal depende de si la inflamación granulomatosa se resuelve espontáneamente o con tratamiento o progresa a fibrosis.

Por lo tanto, la estrategia óptima de estratificación del riesgo en la población general con sarcoidosis sigue siendo poco clara. La identificación de pacientes con mayor riesgo de eventual compromiso de órganos mayores, con el fin de instituir un tratamiento temprano para prevenir la progresión, sigue siendo un desafío crítico. En la enfermedad establecida, se requiere una definición precisa de la enfermedad grave, con estudios que relacionan la gravedad de la enfermedad con el resultado y proporcionan información crucial.

La integración de los síntomas clínicos, los resultados de las pruebas funcionales y de imagen y el comportamiento observado de la enfermedad en la definición de sarcoidosis grave parece ser el enfoque más completo sugerido hasta la fecha. Sin embargo, también se debe tener en cuenta el papel de las comorbilidades y su contribución a la mortalidad. Estudios epidemiológicos publicados recientemente han resaltado la importancia del aumento del riesgo cardiovascular, así como el impacto de la toxicidad de los tratamientos específicos para la sarcoidosis.

La mortalidad relacionada con la sarcoidosis generalmente se considera baja, según los estudios de cohorte de casos y de los datos de los certificados de defunción de los países. La mayoría de los estudios han demostrado un aumento de la mortalidad en la población con sarcoidosis en comparación con la población general, asociada con la gravedad de la enfermedad, aunque se han utilizado diferentes sistemas de clasificación (se estima entre el 1 y el 7 %). El Registro Nacional de Pacientes de Suecia incluyó 8.207 pacientes con sarcoidosis y es una de las cohortes más grandes publicadas hasta la actualidad. En esta cohorte se encontró una tasa de mortalidad de 11,0 por 1.000 personas-año en pacientes con sarcoidosis frente a 6,7 en pacientes emparejados con la población general. No hubo asociación entre la mortalidad y la edad o el sexo. No obstante, los pacientes que requirieron tratamiento dentro de los primeros 3 meses, lo que implica una enfermedad avanzada, tuvieron un doble riesgo de muerte [índice de riesgo (OR) 2,34; intervalo de confianza del 95 % (IC95 %) 1,99-2,75]. No se describieron las causas exactas de la mortalidad, pero la sarcoidosis fue la causa subyacente y/o contributiva de muerte más comúnmente identificada. Estos hallazgos sugieren un peor resultado en la sarcoidosis avanzada, aunque las indicaciones de tratamiento en la sarcoidosis no se definieron claramente y no se pudo excluir una contribución adicional importante en la mortalidad por comorbilidades inducidas por el tratamiento. Los hallazgos de este estudio fueron ampliamente consistentes con los datos publicados previamente en el Reino Unido en 1.019 pacientes con sarcoidosis. En ese estudio, la tasa de mortalidad fue incluso mayor con 14 por 1.000 personas-año y, a diferencia del estudio sueco, el sexo masculino y la edad se asociaron significativamente con un aumento de la mortalidad. No está clara cuál es la causa de la mayor mortalidad en el estudio del Reino Unido, aunque los autores sugieren que el exceso de muertes que observaron pudo deberse a casos graves o complicados de la enfermedad incluidos en su estudio. Otra publicación de un grupo francés evaluó la mortalidad relacionada con la sarcoidosis en su país entre 2002 y 2011. La tasa de mortalidad ajustada por edad entre los pacientes con sarcoidosis fue de 3,6 por millón de habitantes, lo que, de nuevo, fue mayor que la población general y aumentó con el tiempo. En comparación con la población general, las muertes relacionadas con la sarcoidosis se informaron con mayor frecuencia en hombres menores de 65 años y en mujeres de al menos 65 años, con la mayoría de las muertes (53 %) en el grupo de edad entre los 60 a 79 años. En Estados Unidos, se encontró que la mortalidad por sarcoidosis estaba relacionada tanto con la raza como con el sexo, tal vez reflejando factores genéticos. Las personas de origen afroamericano y el sexo femenino tuvieron un peor pronóstico, con una mayor prevalencia de afectación de órganos extrapulmonares, duración prolongada de la enfermedad y una mayor tasa de hospitalizaciones relacionadas con la sarcoidosis. Las comorbilidades y la multimorbilidad también parecen desempeñar un papel crucial en la calidad de vida del paciente, tienen un impacto significativo en la salud y la economía de la salud, y se asocian con una mayor mortalidad.

2   Factores pronósticos

La identificación de aquellos pacientes con un mal pronóstico sería útil por varias razones. Sobre todo, para individualizar a aquellos pacientes que tienen un riesgo relativo de muerte por sarcoidosis. Se podrían explorar nuevas estrategias de tratamiento para pacientes en quienes ha fallado la terapia inmunosupresora convencional. La derivación para el trasplante de pulmón puede realizarse más fácilmente ya que el trasplante pulmonar parece ser un tratamiento infrautilizado para pacientes con sarcoidosis, con una supervivencia más corta antes y después del trasplante para estos pacientes. Para seleccionar pacientes con mal pronóstico, se han hecho intentos para identificar los factores pronósticos para la mortalidad y la enfermedad progresiva que pone en riesgo vital la función de los órganos. La edad avanzada y la presencia de hipertensión pulmonar precapilar se asocian con un peor resultado clínico. Aunque la hipertensión pulmonar se evalúa mejor con un cateterismo cardíaco derecho, el hallazgo de una arteria pulmonar principal con una relación de aorta descendente mayor puede ser un marcador confiable para la hipertensión pulmonar. El deterioro de la función pulmonar, incluida una reducción de la capacidad vital y la presencia de fibrosis pulmonar, también se han asociado con un aumento de la mortalidad. Contrariamente a la creencia de que la sarcoidosis es una enfermedad «benigna», un estudio retrospectivo de Francia demostró que los pacientes con fibrosis pulmonar con sarcoidosis tienen una disminución notable de la supervivencia en comparación con la población general. Debido a que no todas las fibrosis tienen el mismo pronóstico, la evaluación de la extensión de la enfermedad y otros parámetros fisiológicos puede mejorar el pronóstico de resultados. Para los pacientes con fibrosis pulmonar idiopática (FPI), dos instrumentos han predicho con éxito la supervivencia. El índice GAP, que incluye cuatro variables de referencia: género (G), edad (A) y dos variables de fisiología pulmonar de la capacidad vital forzada (FVC) y difusión de monóxido de carbono pulmonar (DLCO) que se utilizan para estimar el riesgo de mortalidad en pacientes con FPI. Además, el índice fisiológico compuesto (IFC), que se desarrolló originalmente para predecir la extensión de la fibrosis observada en la tomografía computarizada de alta resolución (TACAR), ha sido útil para enumerar la extensión de la enfermedad en la FPI y la esclerodermia asociada a fibrosis.

Otro tema a tener en cuenta durante la evaluación pronóstica de la enfermedad es que, cuando se retiran los medicamentos contra la sarcoidosis, la recaída es muy común. Las tasas de recaída de la sarcoidosis varían entre el 13 y el 75 % según la población estudiada. Estas recaídas ocurren típicamente de 1 mes a 1 año después de que la terapia se reduzca o se suspenda. En la mayoría de los estudios, la definición de «recaída» ha sido ambigua. En algunos casos, la recurrencia de la enfermedad puede considerarse una exacerbación aguda de la sarcoidosis. En otras situaciones, es posible que la enfermedad nunca haya estado realmente bajo control, pero simplemente las manifestaciones se hicieron más evidentes a medida que se retiraban los fármacos inmunosupresores. Una situación de recaída o recurrencia incluye una necesidad importante de aumentar los medicamentos inmunosupresores sistémicos, por ejemplo, el aumento de la dosis de glucocorticoides o la adición de otros agentes como el infliximab. Esto no incluiría la adición de un nuevo agente simplemente para ahorrar esteroides. Además, la progresión de la sarcoidosis no está bien definida. En los pacientes con sarcoidosis con enfermedad durante los últimos 5 años, alrededor del 10% habrá tenido un aumento de sus fármacos inmunosupresores respecto al año anterior. Se ha observado un empeoramiento de las imágenes torácicas en muchos, pero no en todos, pacientes con empeoramiento clínico. El empeoramiento de las imágenes radiológicas se correlaciona con el empeoramiento de la función pulmonar. Se ha descrito un cambio clínicamente significativo en la función pulmonar con varios tratamientos al empeorar la sarcoidosis. Los cambios en la capacidad vital forzada y la capacidad de difusión del pulmón para el monóxido de carbono se asocian con una mayor mortalidad en la fibrosis pulmonar idiopática. Un importante predictor de la necesidad de terapia crónica ha sido la disnea. Creemos que la presencia de una o más de estas características se consideraría progresión de la enfermedad.

Curiosamente, uno de los factores de riesgo asociados con una alta tasa de recaídas de sarcoidosis es el uso previo de corticosteroides. Además, un factor de riesgo para el uso continuado de la terapia con corticosteroides 2 años después del diagnóstico de sarcoidosis es el uso de corticosteroides en la visita inicial. Estudios genéticos recientes han indicado que la presencia de ciertos antígenos de leucocitos humanos u otros factores se asocia con una alta tasa de resolución espontánea o enfermedad crónica. Los datos anteriores sugieren que estas exacerbaciones de la sarcoidosis posiblemente no sean realmente recaídas, sino más bien situaciones en las que la enfermedad nunca se «dejó» y la respuesta granulomatosa a cualquier causa la sarcoidosis solo se comprometió temporalmente mientras se usaba la terapia inmunosupresora. Como no sabemos si la sarcoidosis es causada por antígenos, y mucho menos por específicos, actualmente no es posible determinar cuándo se ha eliminado la «causa» de la sarcoidosis y la enfermedad está realmente en remisión.

Desafortunadamente, todos nuestros marcadores previamente disponibles para la inflamación granulomatosa en la sarcoidosis activa, incluyendo la enzima convertidora de angiotensina sérica, los resultados de la exploración con galio-67 y el análisis de lavado broncoalveolar, a menudo se suprime con una terapia efectiva y no es predictivo de recaída. En particular, la captación de galio-67 es suprimida rápidamente por los glucocorticoides independientemente del efecto de los glucocorticoides sobre la sarcoidosis en sí.

El infliximab ha demostrado ser una forma efectiva de tratamiento para la enfermedad pulmonar y extrapulmonar refractaria. Sin embargo, el tratamiento con infliximab a menudo debe suspenderse debido a reacciones alérgicas, infecciones o problemas de costos. Los pacientes con sarcoidosis tratados con infliximab parecen tener una probabilidad muy alta de recaída de su enfermedad cuando se suspende el medicamento. En un estudio en el que se retiró el fármaco después de 1 año o menos, el 90 % de los pacientes tuvo recurrencia de su enfermedad sintomática. Esta alta tasa de recaídas es similar a la que se ha registrado en pacientes con artritis reumatoide. Es en este contexto que Vorselaars *et al.* comunican su análisis retrospectivo sobre el resultado de 47 pacientes con sarcoidosis que suspendieron el tratamiento con infliximab. El estudio propuso suspender el fármaco después de 6 meses en todos los pacientes. El 62 % de los pacientes experimentó una recaída de la enfermedad después de la retirada del fármaco. Con esta población grande y bien definida, los autores pudieron examinar varios marcadores potenciales para predecir la recaída. La tomografía por emisión de positrones (PET) con receptor de interleucina 2 (IL-2) y la tomografía por emisión de positrones con ^{18}F-fluorodeoxiglucosa (FDG) al final del tratamiento con infliximab fueron factores predictivos independientes de recaída. El receptor de IL-2 soluble refleja la activación de los linfocitos T CD4, y otros lo han informado como un marcador de la actividad de la enfermedad. En comparación con otros marcadores séricos, parece ser un factor predictivo de la actividad de la enfermedad. También se ha encontrado que es complementario a la exploración PET con FDG por otros autores. Sin embargo, el marcador tiene cierta variabilidad y no es específico para la enfermedad pulmonar. La PET con FDG tiene la ventaja de detectar una inflamación específica del órgano afectado. Publicaciones previas han indicado que la presencia de actividad pulmonar parenquimatosa se asocia con deterioro clínico en los siguientes 6 meses. A diferencia de la gammagrafía con galio, que es suprimida por los glucocorticoides, la PET con FDG puede seguir siendo marcadamente positiva en pacientes con sarcoidosis que no están recibiendo tratamiento. Por lo tanto, la PET con FDG parece ser útil para evaluar la respuesta al tratamiento en la sarcoidosis refractaria. El estudio de Vorselaars *et al.* demuestra la utilidad del receptor de IL-2 soluble y la exploración con FDG en la PET en el manejo de pacientes con sarcoidosis. Se necesitarán más estudios para confirmar esta observación, pero estos hallazgos pueden tener un gran impacto clínico y financiero. Si bien la PET con FDG es una prueba costosa, el uso juicioso de la misma puede permitir a los equipos médicos interrumpir un régimen de tratamiento aún más costoso y potencialmente más peligroso. Además, la persistencia de la elevación del receptor de IL-2 soluble y los hallazgos positivos de la PET con FDG respaldan la idea de que muchas recaídas de la sarcoidosis en realidad representan una enfermedad crónica que fue suprimida por la inmunosupresión y la remisión realmente nunca se logró.

3 Asociación de la sarcoidosis con neoplasias hematológicas

Las neoplasias de células linfoides se originan en las distintas etapas de la diferenciación linfocitaria y engloban tumores con una amplia variedad morfológica, biológica y clínica desde entidades muy indolentes hasta neoplasias altamente agresivas. La clasificación de los síndromes linfoproliferativos propuesta por la OMS lleva a definir entidades mutuamente excluyentes basada en el linaje celular y la integración de datos epidemiológicos, clínicos y biológicos.

La asociación de sarcoidosis con los síndromes linfoproliferativos fue descrita como «síndrome de sarcoidosis-linfoma», y el diagnóstico del linfoma puede ser antes, mientras o después del diagnóstico de la sarcoidosis en el mismo paciente. En cuanto a los linfomas no hodgkinianos o LNH y su asociación con enfermedades autoinmunes existen datos epidemiológicos heterogéneos. La mayor incidencia de LNH en pacientes con síndrome de Sjögren (razón de incidencia estandarizada [RIE]: 18.8), lupus eritematoso sistémico (RIE: 7.4) y artritis reumatoide (RIE: 3.9) está bien documentada. En cambio, la asociación entre LNH y las enfermedades inflamatorias intestinales, la psoriasis y la sarcoidosis se ha descrito con un menor grado de evidencia epidemiológica. Un análisis más específico sugiere que algunos subgrupos histológicos como los linfomas de la zona marginal y el linfoma linfoplasmocítico se asocian con la presencia de sarcoidosis. Respecto a la enfermedad de Hodgkin, varios estudios poblacionales han mostrado una asociación significativa con enfermedades autoinmunes, particularmente la sarcoidosis.

La linfomagénesis en el contexto de enfermedades autoinmunes no está del todo elucidada. Se asume una estimulación antigénica crónica dentro de un microambiente de inflamación. Dicha estimulación predispone a mayor proliferación linfocitaria, expansión clonal y acumulación de mutaciones oncogénicas que finalmente lleva al desarrollo del linfoma.

Motivo de debate es el papel del tratamiento inmunosupresor empleado en pacientes con enfermedades autoinmunes, que pudiera conferir un riesgo aumentado para el desarrollo de linfomas aunque limitaciones metodológicas dificultan su interpretación.

De forma esporádica se han asociado neoplasias mieloides con la sarcoidosis y en ocasiones se observan reacciones sarcoideas en pacientes con neoplasias. Se trata de formación de granulomas epitelioides como respuesta inmunomediada a antígenos tumorales.

Desde un punto de vista clínico puede existir un solapamiento notable ya que tanto los síndromes linfoproliferativos como la sarcoidosis pueden presentarse con sintomatología constitucional, adenopatías y afectación de otros órganos. La sarcoidosis pulmonar con adenopatías hiliares o afectación parenquimatosa es la forma más frecuente y se acompaña de tos y disnea. La sarcoidosis extrapulmonar engloba adenopatías periféricas, hepatoesplenomegalia, afectación neurológica central o periférica y lesiones cutáneas. La extensión de los síndromes linfoproliferativos se recoge según el sistema de estadiaje Ann-Arbor. Puede haber afectación ganglionar aislada (estadio I), en varios territorios ganglionares de un lado (estadio II) o de ambos lados (estadio III) del diafragma. Pacientes con afectación extranodal son clasificados en estadio IV.

Desde un punto de vista del laboratorio, ninguna prueba aislada es diagnóstica y alteraciones del hemograma suelen ser inespecíficas. Se observa hipercalcemia tanto en la sarcoidosis como en linfomas de alto grado donde una elevación de la LDH y la microglobulina β2 es usual. El linfoma de Hodgkin se asocia en muchas ocasiones con eosinofilia y una elevación marcada de la VSG. Niveles elevados de ECA en suero son sugestivos de sarcoidosis; no obstante, se ha descrito también en casos aislados de linfomas. En el caso de linfocitosis, un estudio morfológico e inmunofenotípico es obligatorio para descartar la presencia de células linfoides atípicas en sangre («leucemización»). La leucemización se observa tanto en neoplasias linfoides B como la LLC/LL, LNH leucemizados (linfoma folicular, linfoma de células del manto, linfoma de la zona marginal esplénico), la tricoleucemia como en tumores de estirpe linfoide T como la leucemia prolinfocítica T, la leucemia de linfocitos grandes granulares y la micosis fungoides/síndrome de Sézary. Los hallazgos radiológicos en la radiografía de tórax y TC muestran en la sarcoidosis típicamente infiltrados pulmonares o engrosamiento hiliar o mediastínico. La [18]FDG-PET/TC evidencia captaciones elevadas. No obstante, captaciones similares se pueden encontrar en linfomas donde el nivel de captación del radiofármaco suele guardar una correlación con el grado histológico de la enfermedad. Una excepción son los linfomas de la zona marginal donde no se recomienda el empleo de la PET/TC. Es importante remarcar que los estudios radiológicos no permiten diferenciar con seguridad entre condiciones inflamatorias y neoplásicas. La punción de adenopatías hiliares realizada por broncoscopia (EBUS) obtiene muestra citológica para el diagnóstico de la sarcoidosis. Por el contrario, para el diagnóstico de linfoma la citología es insuficiente y una muestra histológica mediante exéresis de una adenopatía es obligatoria y su caracterización mediante estudios morfológicos, citogenéticos y moleculares.

La sarcoidosis tiene globalmente un pronóstico favorable. Una parte significativa de los pacientes no requieren tratamiento. En los pacientes tratados, en la mayoría se emplean corticoides o inmunosupresores. Posteriores tratamientos incluyen desde diferentes inmunosupresores hasta tratamientos biológicos como los anticuerpos anti-TNF. El espectro pronóstico y terapéutico de los LNH es muy amplio y abarca desde la abstención terapéutica *(watchful waiting)* en linfomas indolentes con una supervivencia similar a la población general, monoterapia con anticuerpos monoclonales (por ejemplo, anti-CD20 rituximab), inmunoquimioterapia (por ejemplo, R-CHOP) hasta diferentes estrategias de terapia celular (trasplante de progenitores hematológicos autólogo o alogénico, terapia CAR-T). El linfoma de Hodgkin requiere siempre tratamiento y se alcanzan tasas de curación elevadas. La bleomicina, frecuentemente utilizada como parte del régimen ABVD, puede desencadenar enfermedad pulmonar inflamatoria con presencia de granulomas. Más recientemente se han utilizado en el tratamiento de tumores sólidos, así como de los linfomas, estrategias inmunoactivadoras con inhibidores de *checkpoints* inmunes anti-PD-1/anti-PD-L1. Dicho tratamiento puede desencadenar efectos secundarios inmunomediados o exacerbar enfermedades autoinmunes preexistentes como la sarcoidosis. En ocasiones requieren suspensión del fármaco y un control mediante corticosteroides u otros inmunosupresores.

Bibliografía recomendada

Baecklund E, Smedby KE, Sutton LA, Askling J, Rosenquist R. Lymphoma development in patients with autoimmune and inflammatory disorders- what are the driving forces? Semin Cancer Biol 2014; 24: 61-70.

Baughman RP, Judson MA. Relapses of sarcoidosis: what are they and can we predict who will get them? Eur Respir J 2014; 43: 337-9.

Brincker H. Sarcoid reactions in malignant tumours. Cancer Treat Rev 1986; 13: 147-56.

Brincker H. The sarcoidosis-lymphoma syndrome. Br J Cancer 1986; 54: 467-73.

Cohen PR, Kurzrock R. Sarcoidosis and malignancy. Clin Dermatol 2007; 25: 326-33.

Gaughan EM. Sarcoidosis, malignancy and immune checkpoint blockade. Immunotherapy 2017; 9: 1051-53.

Kouranos V, Wells A, Walsh S. Why do people die from pulmonary sarcoidosis? Curr Opin Pulm Med 2018; 24: 527-35.

Landgren O, Engels EA, Pfeiffer RM, Gridley G, Mellemkjaer L, Olsen JH, *et al.* Autoimmunity and susceptibility to Hodgkin lymphoma: a population-based case-control study in Scandinavia. J Natl Cancer 2006; 98: 1321-30.

Ramos-Casals M, Retamozo S, Sisó-Almirall A, Pérez-Álvarez R, Pallarés L, Brito-Zerón P. Clinically-useful serum biomarkers for diagnosis and prognosis of sarcoidosis. Expert Rev Clin Immunol 2019; 15: 391-405.

Smedby KE, Hjalgrim A, Askling J, Chang ET, Gregersen H, Porwit-MacDonald A, *et al.* Autoimmune and chronic inflammatory disorders andrisk of non-Hodgkin lymphoma by subtype. J Natl Cancer Inst 2006; 98: 51-60.

Swerdlow SH, Campo E, Harris NL, Jaffe ES, Pileri SA, Stein H, *et al.* WHO classification of tumours of haematopoietic and lymphoid tissues. WHO Classification of Tumours, Revised 4th Edition, Volume 2. Lyon, France: IARC; 2017.

Valeyre D, Prasse A, Nunes H, Uzunhan Y, Brillet PY, Müller-Querheim J. Sarcoidosis. Lancet 2014; 383: 1155-67.

Vorselaars ADM, Verwoerd A, van Moorsel CHM, *et al.* Prediction of relapse after discontinuation of infliximab therapy in severe sarcoidosis. Eur Respir J 2014; 43: 602-9.

Zintzaras A, Voulgarelis M, Moutsopoulos HM. The risk of lymphoma development in autoimmune diseases: a meta-analysis. Arch Intern Med 2005; 165: 2337-44.

Capítulo 11

Asociación con otras enfermedades

G. de la Red Bellvis,[1] B. de Miguel Campo,[2] A. Flores-Chávez,[3]
E.M. Fonseca-Aizpuru,[4] Á. Robles-Marhuenda,[5] L. Pallarés Ferreres[6]

[1] Servicio de Medicina Interna
Hospital del Esperit Sant
Santa Coloma de Gramenet, Barcelona

[2] Servicio de Medicina Interna
Hospital 12 de Octubre
Madrid

[3] Laboratory of Autoimmune Diseases Josep Font, IDIBAPS-CELLEX
Servicio de Enfermedades Autoinmunes, ICMiD
Hospital Clínic
Barcelona

[4] Servicio de Medicina Interna
Hospital de Cabueñes
Oviedo

[5] Servicio Medicina Interna
Hospital La Paz
Madrid

[6] UEAS, Servicio de Medicina interna
Hospital Universitari Son Espases
Palma de Mallorca

Dirección para la correspondencia
Lucio Pallarés
luciopallares@gmail.com

Sinopsis

Los pacientes con sarcoidosis presentan una mayor frecuencia de enfermedades asociadas (neoplásicas, autoinmunes sistémicas y organoespecíficas, cardiovasculares). Existe además una estrecha relación con la inmunodeficiencia variable común, así como con el síndrome de Blau, una enfermedad monogénica pediátrica causada por mutaciones en el receptor NOD2, y que se caracteriza fenotípicamente por la tríada de poliartritis granulomatosa, dermatitis y uveítis. Finalmente, el auge del uso de fármacos antineoplásicos dirigidos contra los inhibidores *checkpoint* ha reavivado el interés por la sarcoidosis inducida por terapias biológicas, clásicamente relacionada con el interferón y los fármacos anti-TNF. La carga de enfermedades crónicas y complejas asociadas en pacientes con sarcoidosis hace que su manejo sea sustancialmente más complejo, por lo que es esencial un enfoque multidisciplinario.

1   Asociación con vasculitis y otras enfermedades autoinmunes sistémicas

La asociación de sarcoidosis con vasculitis es infrecuente, si bien encontramos casos descritos en la literatura. La principal asociación descrita es con la arteritis de Takayasu, vasculitis de grandes vasos que comparte con la sarcoidosis la afectación granulomatosa en los estudios histológicos. A pesar de ello, la coexistencia de ambas es muy inusual (tan solo 15 casos reportados hasta la fecha). La serie más amplia publicada es de una cohorte francesa de 693 pacientes con sarcoidosis, en la que solo siete casos (el 1 %) presentaron concurrencia de ambas. De ellos, todos eran mujeres, con una edad media al diagnóstico de ambas entidades de 36-37 años (si bien tres casos se presentaron en la quinta década de la vida), precediendo el diagnóstico de sarcoidosis al de la arteritis de Takayasu en el 86 % de los casos. La mayoría de los pacientes presentaban estadio I pulmonar (57 %) y solo un caso estaba bajo tratamiento previo con esteroides y metotrexato (debido a insuficiencia renal por afectación inflamatoria de la arteria renal). Todas las pacientes con arteritis de Takayasu recibieron corticoides, cuatro de ellas metotrexato y dos de ellas fármacos biológicos (infliximab y tocilizumab, respectivamente), consiguiendo remisión en todos los casos en un seguimiento medio de más de 7 años.

La asociación con otras vasculitis, como la arteritis de células gigantes, la vasculitis del sistema nervioso central o vasculitis leucocitoclásticas, se limita a reportes de casos aislados. Curiosamente, no hay casos publicados de asociación de sarcoidosis con vasculitis granulomatosas de pequeño vaso.

Por otra parte, la sarcoidosis presenta características clínicas superponibles a otras enfermedades autoinmunes sistémicas (EAS), como la esclerodermia, las miopatías inflamatorias o el síndrome de Sjögren. Sin embargo, es infrecuente la coexistencia de sarcoidosis con otras EAS en un mismo paciente, debido a la baja prevalencia general de estas enfermedades y, probablemente, a la propia fisiopatología de la sarcoidosis, diferente a la de la mayoría de entidades autoinmunes. Un estudio poblacional realizado en Taiwán en 1.237 pacientes con sarcoidosis reveló una mayor proporción con respecto a la población general de tiroiditis autoinmune, síndrome de Sjögren y espondilitis anquilosante. Lamentablemente, es difícil generalizar estos datos, ya que el resto de estudios publicados al respecto son escasos, y se fundamentan principalmente en reportes de casos y series pequeñas. No obstante, merece la pena profundizar en la asociación entre sarcoidosis y síndrome de Sjögren. No solo ambas se manifiestan frecuentemente con clínica común (cutáneo-articular, glandular y ganglionar, si bien la afectación pulmonar en el Sjögren es más infrecuente), sino que además pueden coexistir, lo cual puede llegar a suponer un reto diagnóstico. La existencia de datos clínicos concretos (uveítis o hiperuricemia), los estudios inmunológicos (anticuerpos antinucleares, anti-Ro/SS-A y factor reumatoide) y la biopsia de glándula salivar suelen ser útiles para aclarar esta disyuntiva. Asimismo, existe evidencia científica de la coexistencia de sarcoidosis con esclerodermia y lupus, si bien es difícil establecer en estos casos si los pacientes presentaban verdaderamente una sarcoidosis o se trataba de una inflamación granulomatosa secundaria a las otras entidades, ya que un porcentaje significativo de los diagnósticos de sarcoidosis se establecieron con evidencia histológica de un órgano aislado y con afectación exclusivamente mediastínica (estadio I). Por último, no debemos olvidar la posible asociación entre la exposición a la sílice y el desarrollo tanto de sarcoidosis como de artritis reumatoide (la clásica neumoconiosis reumatoide o síndrome de Caplan), lo que podría explicar la coexistencia de casos de ambas enfermedades por este mecanismo patogénico común.

2 Asociación con enfermedades autoinmunes organoespecíficas

Las enfermedades autoinmunes (EA) son provocadas por un daño intrínseco del sistema inmunológico como consecuencia de la pérdida de la autotolerancia, que condiciona respuestas anormales frente estructuras propias. Según el órgano comprometido se clasifican en *sistémicas* cuando los anticuerpos atacan antígenos presentes en más de un órgano, y en *organoespecíficas* cuando afectan a un tejido en particular.

La sarcoidosis es una enfermedad inflamatoria crónica de causa desconocida que se caracteriza por formaciones de granulomas no caseificantes. Suele afectar a múltiples aparatos y sistemas. Se ha descrito la asociación de sarcoidosis con varias EA organoespecíficas fundamentalmente de carácter endocrino.

La tiroiditis de Hashimoto es la afección autoinmune endocrina más común, que afecta hasta al 10 % de la población general. Desde los primeros trabajos publicados en la década de los sesenta, la mayoría de los estudios han mostrado un mayor riesgo de enfermedad de Graves, hipotiroidismo subclínico y clínico, autoanticuerpos antitiroideos (anticuerpos peroxidasa-TPO) y, en general autoinmunidad tiroidea, en particular en el género femenino en pacientes con sarcoidosis.

En un estudio nacional en Taiwán, realizado entre 1997 y 2010, a 1.237 pacientes con sarcoidosis y 4.948 sujetos de control, los pacientes con sarcoidosis tenían un mayor riesgo de enfermedad tiroidea autoinmune (Odds *ratio* [OR] ajustada de 1,32; índice de confianza del 95 % [IC] de 1,05-1,64). El diagnóstico fue posterior al de la sarcoidosis. La gammagrafía con galio-67 (^{67}Ga) en el caso de captación tiroidea sugiere la presencia de tiroiditis autoinmune agresiva e hipotiroidismo.

Fazzi *et al.* recomiendan realizar la función tiroidea, la medición de anticuerpos TPO y la ecografía para evaluar el perfil clínico en mujeres con sarcoidosis, y las de alto riesgo (positividad para TPO, y tiroides hipoecoico y pequeño) deben hacer controles periódicos. En relación con patología suprarrenal, Papadopoulos *et al.* evaluaron la frecuencia y el tipo de autoinmunidad endocrina en 89 pacientes suecos con sarcoidosis en el período comprendido entre 1980 y 1991. Este equipo describió una mayor frecuencia del síndrome poliglandular autoinmune (PGA) tipo II y de enfermedad de Addison, que fueron significativamente elevados con respecto a los de la población general. Aunque hay varias hipótesis, el mecanismo patogénico es desconocido. También hay descritos algunos casos de asociación con otras EA organoespecíficas.

La coexistencia de timoma, miastenia *gravis* y sarcoidosis es rara. Una revisión de la literatura reveló documentación de timoma con sarcoidosis en dos casos y miastenia *gravis* con sarcoidosis en dos casos más.

El pénfigo es una enfermedad cutánea autoinmune con ampollas de etiología desconocida. Los fármacos como los inhibidores de la enzima convertidora de angiotensina (ECA) pueden contribuir a la patogénesis del pénfigo. El pénfigo herpetiforme es una variante rara del pénfigo y representa aproximadamente el 7 % de los casos, su asociación con la sarcoidosis es excepcional. Kishor *et al.* describen dos casos de sarcoidosis cutánea que ocurren en el contexto de cirrosis biliar primaria (CBP) y revisan siete casos adicionales de la literatura. Sugieren que una vía común puede contribuir a la formación de granulomas en ambas entidades.

3   Inmunodeficiencias, síndrome de Blau y sarcoidosis infantil

3.1   Inmunodeficiencias

La inflamación granulomatosa está presente en diferentes inmunodeficiencias primarias (IDP). En adultos, la inmunodeficiencia variable común (IDVC) y la enfermedad granulomatosa crónica son los cuadros más característicos. En la infancia se pueden encontrar en varias formas de inmunodeficiencias combinadas, con defectos funcionales principales en el linfocito T (mutaciones en RAG, deficiencia de CD40L, entre otros).

La IDCV se caracteriza por bajos niveles de inmunoglobulinas e infecciones sinopulmonares e intestinales recurrentes, basándose su tratamiento en el uso de inmunoglobulina G inespecífica (IgGI). Es característica la presencia de desregulación inmune, con múltiples complicaciones no infecciosas, incluyendo fenómenos autoinmunes, linfoproliferación e inflamación granulomatosa. Las formas granulomatosas implican al 8-22 %, predominando la afectación pulmonar, linfática y hepatoesplénica, si bien se han descrito a nivel gastrointestinal, médula ósea, parótidas, meninges o piel.

Los pacientes con expresión granulomatosa suelen tener mayor propensión a presentar trastornos autoinmunes, especialmente púrpura trombocitopénica inmune y anemia hemolítica autoinmune, que suelen aparecer antes de la afectación granulomatosa. La etiología de los granulomas es desconocida, no suelen aislarse microorganismos y suelen ser no caseificantes.

Los granulomas pueden detectarse incluso antes del diagnóstico de la IDVC, siendo los pacientes diagnosticados erróneamente de sarcoidosis. El subtipo más característico de afectación granulomatosa pulmonar en la IDVC se asocia a una intensa infiltración linfocítica, denominándose GLILD (del inglés *granulomatous lymphocytic interstitial lung disease*). Puede ser la manifestación inicial de la inmunodeficiencia, apareciendo a cualquier edad, si bien la mediana al diagnóstico es en la cuarta década de la vida, similar a la sarcodiosis. Su diagnóstico requiere descartar otras casusas de afectación pulmonar en la IDVC, tales como linfomas no MALT (por sus siglas en inglés, *mucosa-associated lymphoid tissue* o tejido linfoide asociado a las mucosas), infecciones granulomatosas o neumonitis inmunomediadas, entre otras. Los hallazgos histopatológicos en la GLILD son granulomas no necrotizantes, circunscriptos y con distribución perilinfática, junto a un espectro de linfoproliferación, que puede incluir la neumonía intersticial linfoide, la bronquiolitis folicular, la hiperplasia nodular linfoidea o el linfoma MALT.

La sarcoidosis y la GLILD pueden tener clínica similar (tos persistente, fiebre, astenia, cuadro constitucional, adenopatías, etc.), pero la presencia de infecciones recurrentes y la hipogammaglobulinemia orientan a la IDVC, siendo más frecuente la hipergammglobulinemia policlonal en la sarcoidosis. Las manifestaciones autoinmunes también suelen ser distintas, predominando la uveítis y la afectación cutánea en la sarcoidosis; mientras que en la IDVC aparecerán citopenias inmunomediadas, no estando descrita la presencia de eritema nodoso. La hepatoesplenomeglia y las linfadenopatías extrapulmonares también son mucho más frecuentes en la GLILD. La determinación de la ECA no es útil para el diagnóstico diferencial, al poder estar elevada en las formas granulomatosas de la IDVC.

Los estudios funcionales respiratorios muestran un patrón mixto obstructivo-restrictivo, o comúnmente un defecto restrictivo con disminución de la difusión de monóxido de carbono en la GLILD; pero posiblemente son el TAC de alta resolución (TACAR) y los resultados del lavado bronquioalveolar (BAL) y las biopsias (por fibrobroncoscopia o videotoracoscopia) las que suelen permitir establecer el diagnóstico definitivo. La *ratio* CD4/CD8 en el BAL es menor en la GLILD comparado con la sarcoidosis. En la IDVC, el TACAR muestra una afectación predominante de campos pulmonares inferiores, a diferencia de la sarcoidosis, que predomina en los superiores. Las bronquiectasias caracterizan a la IDVC, siendo menos presentes las adenopatías hiliares respecto a la sarcoidosis. El patrón micronodular y perilinfático característico de la sarcoidosis se convierte en lesiones de mayor tamaño y distribución más difusa en el caso de la IDVC.

El GLILD se asocia a peor pronóstico y precisa, habitualmente, intenso tratamiento inmunosupresor junto a las IgGI. Estas últimas deben ajustarse para alcanzar cifras óptimas, o iniciarse previo a la inmunosupresión si el cuadro ha sido el motivo del diagnóstico de la IDVC.

3.2   Síndrome Blau y sarcoidosis infantil o precoz

El síndrome de Blau y la sarcoidosis infantil o precoz, causadas por mutaciones en el gen *CARD15/NOD2*, representan la forma familiar y esporádica de la misma enfermedad inflamatoria sistémica granulomatosa no caseificante. Ambos síndromes se incluyen en el grupo de las enfermedades autoinflamatorias mediadas por NF-KB.

La tríada clínica clásica se caracteriza por la aparición temprana de artritis granulomatosa, uveítis y exantema cutáneo. La afectación de la piel suele ser la primera manifestación, aparecen en torno al primer mes en la cara (en forma de mariposa), y posteriormente se extienden al tronco. En general, las manifestaciones en las articulaciones comienzan antes de los 10 años con protuberancias indoloras quísticas en la parte posterior de pies y carpo. Posteriormente presentan una poliartritis crónica simétrica, que afecta a grandes y pequeñas articulaciones y que se acompaña de una intensa tenosinovitis por infiltración granulomatosa de la sinovial. No suelen presentar erosiones ni malformaciones, salvo en fases más avanzadas, cuando es posible evidenciar camptodactilia. La afectación ocular es en forma de uveítis, generalmente multifocal, agresiva y que constituye la principal causa de morbilidad de los pacientes. Son típicas una iridociclitis granulomatosa insidiosa y una uveítis posterior, que pueden convertirse en una panuveítis destructiva severa. Se observa una pérdida visual significativa en el 20-30 % de los afectados. Entre el 25-40 % de los pacientes presentan afectación sistémica, que suele aparecer de manera tardía, principalmente con fiebre y adenopatías. A nivel pulmonar la afección se localiza principalmente en el intersticio pulmonar, pudiendo aparecer hipertensión pulmonar severa, en ocasiones de etiología embólica. Puede existir hipertensión arterial, que suele ser secundaria a afectación renal o vasculitis granulomatosa de grandes vasos. Por lo demás se ha descrito afectación neuropática, cardiomiopatía hipertrófica, enteritis granulomatosa, hepatoesplenomegalia o sialodenitis granulomatosa. La terapia fundamental han sido los esteroides, en ocasiones metotrexato, pero ha sido la introducción de los anti-TNF los que han cambiado el curso de este proceso.

4   Riesgo cardiovascular y sarcoidosis

La inflamación crónica es un factor de riesgo de enfermedad cardiovascular reconocido en las últimas décadas. Sin embargo, las tablas de cálculo de riesgo existentes no la tienen en cuenta, de manera que está infraestimado el riesgo en enfermedades inflamatorias crónicas como en el lupus eritematoso sistémico y la artritis reumatoide. En el caso de la sarcoidosis, aunque hay menos datos, también se ha visto incrementada la incidencia de enfermedades cardiovasculares como enfermedad coronaria, accidente cerebrovascular, insuficiencia cardíaca y fibrilación auricular. Al igual que en lupus y artritis reumatoide, entre los pacientes con sarcoidosis, también se observa infraestimación del riesgo calculado mediante las tablas de Framingham, American College of Cardiology (ACC) y American Heart Association (AHH).

Este incremento del riesgo cardiovascular es debido a la arterioesclerosis acelerada asociada a la inflamación causante de daño endotelial, a través del estrés oxidativo, las citocinas inflamatorias y la reducción del colesterol HDL, factores todos ellos proaterogénicos. En la sarcoidosis se ha visto un aumento de la rigidez arterial y arterioesclerosis subclínica, basados en una mayor velocidad de la onda de pulso arterial. También se ha observado un aumento significativo de parámetros relacionados con un mayor riesgo cardiovascular, como la lipoproteína (a) y el D-dímero. La lipoproteína (a) es un factor de riesgo cardiovascular independiente por sus efectos protrombóticos/antifibrinolíticos y también se encuentra elevado en otras enfermedades granulomatosas, como la artritis reumatoide. Los niveles elevados de D-dímero también se han visto asociados a una mayor rigidez arterial en base a una onda de pulso más veloz.

La sarcoidosis es una enfermedad sistémica granulomatosa caracterizada por el acúmulo de linfocitos T activados y células mononucleares fagocíticas en los órganos afectos. Su patogenia se relaciona con la activación de los macrófagos alveolares y linfocitos T que liberan citocinas, las cuales modulan la inflamación granulomatosa y el metabolismo lipídico. Estos cambios en el metabolismo provocan el daño en la membrana plasmática de bronquios, capilares pulmonares y células endoteliales. Las citocinas inflamatorias como la interleucina-1 o el factor de necrosis tumoral contribuyen a la aterogénesis en esta enfermedad, al igual que en otras enfermedades inflamatorias sistémicas, a través de la activación de los leucocitos y la inducción de la expresión de moléculas de adhesión en las células endoteliales que provocan la adhesión y la invasión de los monocitos en el endotelio vascular y en la túnica íntima. Los monocitos oxidan las lipoproteínas, favoreciendo los depósitos de colesterol en la pared vascular.

Algunas proteínas como la proteína amiloide A sérica, involucrada en la respuesta inflamatoria inmunitaria innata y en el metabolismo de las lipoproteínas, se expresan más en la sarcoidosis, pudiendo ser un marcador de actividad de la enfermedad. Esta proteína puede ser de gran utilidad porque únicamente se eleva en la sarcoidosis y no en otras enfermedades granulomatosas como la tuberculosis. Tanto la sarcoidosis como la arteriosclerosis son dos enfermedades inflamatorias en las que la activación de los macrófagos es crucial con la liberación de mediadores inflamatorios como la chitotriosidasa (chitinasa-1), molécula inflamatoria y profibrótica que se encuentra elevada en ambas enfermedades, pudiendo resultar útil como biomarcador tanto en la formación de placas de ateroma como en la inflamación granulomatosa pulmonar.

Por último, los corticoides también pueden contribuir al incremento del riesgo cardiovascular, ya que su uso prolongado en el tiempo está asociado a varios factores de riesgo cardiovascular tradicionales como la diabetes melitus, la hipertensión arterial o la dislipemia.

5 Sarcoidosis inducida por terapias biológicas

Se han reportado varios medicamentos asociados al desarrollo de reacciones similares a la sarcoidosis descrita como sarcoidosis inducida por medicamentos. Debido a que la inmunopatogénesis exacta de la sarcoidosis es desconocida, no está claro si estos fármacos provocan que el sistema inmunitario sea más susceptible al desarrollo de sarcoidosis, exacerbando los casos subclínicos o causando afecciones que son distintas a la sarcoidosis. Debido a que la sarcoidosis inducida por medicamentos puede estar relacionada con otras patologías como infecciones, otras reacciones a medicamentos y enfermedades malignas, es importante reconocer dicha entidad debido a que un diagnóstico erróneo puede llevar a pruebas o tratamientos innecesarios o inapropiados.

El registro BIOGEAS incluye 139 casos de sarcoidosis inducida por agentes biológicos, reportados mayoritariamente como casos aislados o series de casos en 100 de 101 manuscritos. La enfermedad subyacente predominante fue la artritis reumatoide/artritis idiopática juvenil en 67 (48 %) casos, seguido de espondiloartropatías (n = 18), artritis psoriásica/psoriasis (n = 17) y melanoma (n = 16). El tratamiento biológico administrado consistió en terapias dirigidas contra TNF en 111 casos (80 %), principalmente con etanercept (n = 58), adalimumab (n = 27) e infliximab (n = 25). También se reportaron casos de sarcoidosis en pacientes expuestos a inhibidores *checkpoint* (véase apartado siguiente) y con rituximab (n = 3), anakinra (n = 2), tocilizumab (n = 2), ustekinumab (n = 1) y natalizumab (n = 2). Las características específicas de la sarcoidosis inducida estaban disponibles en 138 casos, de los cuales 91 (66 %) presentaron afectación de un órgano aislado y los 47 restantes (34 %) afectación a dos o más órganos; las principales manifestaciones clínicas consistieron en enfermedad torácica en 97 casos (70 %) y afectación cutánea en 49 (35 %).

5.1 *Inhibidores* checkpoint

El pulmón y la piel son los órganos más comunes involucrados en la sarcoidosis inducida por medicamentos relacionados con los inhibidores *checkpoint*. Las manifestaciones pulmonares comunes incluyen linfadenopatía torácica, nódulos pulmonares, neumonitis y, con menos frecuencia, derrames pleurales. Estudios retrospectivos sobre eventos adversos inmunológicos en pacientes con melanoma metastásico sometidos a terapia con anticuerpos anti-CTLA-4 reportaron la presencia de linfadenopatía torácica en 5 a 6,7 % de los casos después de un tiempo promedio de 3 a 6 meses desde el inicio del fármaco. Sin embargo, no se informaron datos patológicos en estos análisis, por lo que no está claro si estas linfadenopatías torácicas asociadas con efectos adversos inmunológicos fueron linfadenopatías reactivas sin formación de granulomas o linfadenopatías granulomatosas asociadas a sarcoidosis inducida por medicamentos.

En una revisión de 23 casos se observó que la sarcoidosis se desarrolló entre las 3 y 36 semanas, y afectó a los ganglios linfáticos, los pulmones y la piel; también se comunicaron casos de afectación a ganglios linfáticos extratorácicos, el bazo, uveítis, neurosarcoidosis y sarcoidosis ósea. Bronstein *et al.* observaron en 8 (6,7 %) de 119 pacientes con melanoma metastásico avanzado que recibieron tratamiento anti-CTLA-4 (tremelimumab o ipilimumab) sarcoidosis clínicamente silenciosa, mientras que Reule *et al.* observaron en 8 (5 %) de 147 pacientes con melanoma bajo tratamiento con ipilimumab el desarrollo de linfadenopatías de tipo sarcoideo observadas radiológicamente después de un intervalo de tiempo promedio de 3,2 meses desde el inicio del tratamiento.

El segundo órgano frecuentemente involucrado en la sarcoidosis inducida por medicamentos es la piel. Las manifestaciones cutáneas incluyen lesiones intradérmicas nodulares y granulomas asociados con tatuajes. Al igual que la sarcoidosis, la sarcoidosis cutánea inducida por medicamentos a menudo se reconoce antes de la detección de afectación pulmonar. Otros órganos menos frecuentemente afectados relacionados con la sarcoidosis inducida por medicamentos relacionados con los inhibidores *checkpoints* son el bazo y el riñón.

Raras veces se ha reportado sarcoidosis inducida por inhibidores PD-1 y PD-L1. Hasta la fecha se han informado cuatro casos de sarcoidosis inducida por nivolumab, en ganglios linfáticos torácicos, la glándula parótida y la piel. Sarcoidosis inducida por pembrolizumab se ha reportado con afectación principalmente en pulmones, ganglios linfáticos, piel, ojos y los huesos. Asimismo se han descrito algunos casos de sarcoidosis inducida por medicamentos en pacientes que recibieron una combinación de inhibidores *checkpoint* (ipilimumab y nivolumab).

Debido a que los inhibidores *checkpoint* se usan para el tratamiento de tumores malignos, es importante tener en cuenta que la sarcoidosis inducida por medicamentos puede imitar a un tumor maligno en términos de hallazgos radiográficos y de exploración PET. Por lo tanto, el clínico no debe suponer que nuevas masas o el crecimiento y/o agrandamiento de los ganglios linfáticos serán siempre metástasis sin comprobación histopatológica. Además, los inhibidores *checkpoint* pueden causar también patología pulmonar intersticial (neumonía organizada, neumonitis por hipersensibilidad, neumonía intersticial inespecífica y bronquiolitis inflamatoria) que también debe diferenciarse de la sarcoidosis inducida por inhibidores *checkpoint*.

5.2 Antagonistas del factor de necrosis tumoral alfa

El factor de necrosis tumoral alfa (TNF-α) desempeña un papel importante en la formación y el mantenimiento del granuloma sarcoideo. Por lo tanto, es racional considerar a los antagonistas de TNF-α para el tratamiento de la sarcoidosis. Sin embargo, a pesar de los datos que apoyan el uso de antagonistas de TNF-α para el tratamiento de la sarcoidosis, paradójicamente se ha descrito sarcoidosis-inducida por antagonistas de TNF-α. La sarcoidosis inducida por antagonistas de TNF-α se ha descrito con más frecuencia bajo tratamiento con etanercept, pero puede ocurrir con cualquier antagonista de TNF-α. La sarcoidosis asociada con TNF-α surge en promedio 24 meses después del inicio de la toma del fármaco; un 60 % de los pacientes requiere tratamiento contra sarcoidosis.

Un análisis retrospectivo en Francia mostró que 10 de 28.000 pacientes (0,04 %) desarrollaron sarcoidosis después del tratamiento con antagonistas de TNF-α, que fue mayor que la prevalencia regional de sarcoidosis de 6 por 100.000 pacientes por año. Daien *et al.* informaron 10 casos de sarcoidosis inducida por antagonistas de TNF-α. El tiempo promedio entre la introducción del antagonista de TNF-α y el desarrollo de sarcoidosis fue de 18 meses (rango, 1-51). Los órganos comúnmente involucrados fueron el pulmón (8/10, 80 %) y la piel (4/10, 40 %). Las presentaciones radiográficas fueron típicas de sarcoidosis, con adenopatía mediastínica y/o opacidades pulmonares difusas. Los antagonistas de TNF-α se suspendieron en nueve casos y se observó una mejoría en todos ellos, utilizando corticosteroides en solo el 20 % (2/10) de los pacientes. El tiempo promedio entre la interrupción del fármaco y la remisión fue de 6 meses tanto para los signos clínicos (rango, 1-11 meses), como para hallazgos radiográficos (rango, 2-12 meses). En cuatro casos, se reintrodujo un antagonista de TNF-α diferente después de la resolución de la sarcoidosis, y solo uno de estos cuatro pacientes tuvo una recurrencia de sarcoidosis inducida por el medicamento que requirió la administración de esteroides y la suspensión del fármaco.

5.3   Interferones

Se han publicado 99 casos en la literatura inglesa que describen la aparición de sarcoidosis después de la terapia con interferón alfa (IFN-α). El IFN-α fue el más utilizado para el tratamiento de hepatitis C y la leucemia crónica. Los órganos más comúnmente afectados relacionados con la sarcoidosis inducida con IFN-α fueron los ganglios linfáticos mediastínicos y pulmonares (70 %) y la piel (60 %). El tiempo de detección fue de 6 a 104 semanas después del inicio de la terapia, y en muchos casos, una lesión cutánea fue la primera manifestación del órgano. Aunque la sarcoidosis inducida por IFN regresa espontáneamente con la interrupción de la terapia, se han descrito casos de sarcoidosis inducidas por IFN que se han resuelto a pesar de la continuación de la terapia. Esto sugiere que el IFN puede desencadenar sarcoidosis pero no desempeñar un papel importante en su mantenimiento. En raras ocasiones, pueden requerirse corticosteroides sistémicos en casos graves de sarcoidosis inducida por infliximab.

Bibliografía recomendada

Bargagli E, Rosi E, Pisttolesi M, Lavorini F, Voltolini L, Rottoli P. Increased risk of atheroesclerosis in patients with sarcoidosis. Pathobiology 2017; 84: 258-63.

Bronstein Y, Ng CS, Hwu P, Hwu WJ. Radiologic manifestations of immune-related adverse events in patients with metastatic melanoma undergoing anti-CTLA-4 antibody therapy. AJR Am J Roentgenol 2011; 197 (6): W992-W1000.

Caso F, Costa L, Rigante D et al. Caveats and truths in genetic, clinical, autoinmune and autoinflammatory issues in Blau syndrome and early onset sarcoidosis. Autoimmunity Rev 2014; 13: 1220-9.

Chapelon-Abric C, Saadoun D, Marie I, Comarmond C, Desbois AC, Domont F, et al. Sarcoidosis with Takayasu arteritis: a model of overlapping granulomatosis. A report of seven cases and literature review. Int J Rheum Dis 2018; 21 (3): 740-5.

Chopra A, Nautiyal A, Kalkanis A, Judson MA. Drug-induced sarcoidosis-like reactions. Chest 2018; 154 (3): 664-77.

Fazzi P, Fallahi P, Ferrari SM. Sarcoidosis and thyroid autoimmunity. Front Endocrinol (Lausanne) 2017; 8: 177.

Gkiozos I, Kopitopoulou A, Kalkanis A, Vamvakaris IN, Judson MA, Syrigos KN. Sarcoidosis-like reactions induced by checkpoint inhibitors. J Thorac Oncol 2018; 13 (8): 1076-82.

Judson MA, Shapiro L, Freitas S, Polychronopoulos VS, Highland KB. Concomitant sarcoidosis and a connective tissue disease: Review of the clinical findings and postulations concerning their association. Respiratory Medicine 2013; 107 (9): 1453-9.

Kishor S, Turner Ml, Borg BB, Kleiner DE, Cowen EW. Cutaneous sarcoidosis and primary biliary cirrhosis. J Am Acad Dermatol 2008; 58: 326-35.

Kurukumbi M, Weir RL, Kalyanam J, Nasim M, Jayam-Trouth A. Rare association of thymoma, myasthenia gravis and sarcoidosis: a case report. J Med Case Rep 2008; 2: 245.

Mangold AR, Costello CM, Pittelkow MR, DiCaudo DJ. Concomitant pemphigus herpetiformis and sarcoidosis. JAAD Case Rep 2016; 2 (6): 436-8.

Perez-Álvarez R, Pérez-de-Lis M, Ramos-Casals M; BIOGEAS study group. Biologics-induced autoimmune diseases. Curr Opin Rheumatol 2013; 25 (1): 56-64.

Pérez-De-Lis M, Retamozo S, Flores-Chávez A, Kostov B, Perez-Álvarez R, Brito-Zerón P, Ramos-Casals M. Autoimmune diseases induced by biological agents. A review of 12,731 cases (BIOGEAS Registry). Expert Opin Drug Saf 2017; 16 (11): 1255-71.

Ramos-Casals M, Brito-Zerón P, García-Carrasco M, Font J. Sarcoidosis or Sjögren syndrome?: clues to defining mimicry or coexistence in 59 cases. Medicine 2004; 83 (2): 85-95.

Ramos-Casals M, Mañá J, Nardi N, Brito-Zerón P, Xaubet A, Sánchez-Tapias JM, Cervera R, Font J; HISPAMEC Study Group. Sarcoidosis in patients with chronic hepatitis C virus infection: analysis of 68 cases. Medicine (Baltimore) 2005; 84 (2): 69-80. Review.

Ramos-Casals M, Perez-Álvarez R, Perez-de-Lis M, Xaubet A, Bosch X; BIOGEAS Study Group. Pulmonary disorders induced by monoclonal antibodies in patients with rheumatologic autoimmune diseases. Am J Med 2011; 124 (5): 386-94.

Ramos-Casals M, Roberto-Perez-Álvarez, Diaz-Lagares C, Cuadrado MJ, Khamashta MA; BIOGEAS Study Group. Autoimmune diseases induced by biological agents: a double-edged sword? Autoimmun Rev 2010; 9 (3): 188-93.

Reule RB, North JP. Cutaneous and pulmonary sarcoidosis-like reaction associated with ipilimumab. J Am Acad Dermatol 2013; 69 (5): e272-e273.

Rose DC, Neven B, Wouters CH. Granulomatous inflammation: The overlap of immune deficiency and inflammation. Best Prac Res Clin Rheumatol 2014; 28: 191-212.

Schussler E, Beasley MB, Maglione PJ. Lung disease in primary antibody deficiencies. J Allergy Clin Immunol Pract 2016; 4: 1039-52.

Tuleta I, Pingel S, Biener L, Pizarro C, Hammerstingl C, Öztürk C, *et al.* Atheroesclerotic vessel changes in sarcoidosis. Avd Exp Med Biol 2015; 910: 23-30.

Ungprasert P, Crowson CS, Matteson EL. Risk of Cardiovascular disease among patients with sarcoidosis: a population-based retrospective cohort study 1976-2013. Eur Respir J 2017; 49 (2): 1601290.

Ungprasert P, Matteson EL, Crowson CS. Reliability of cardiovascular risk calculators to estimate accurately the risk of cardiovascular disease in patients with sarcoidosis. Am J Cardiol 2017; 120 (5): 868-73.

Wu C-H, Chung P-I, Wu C-Y, Chen Y-T, Chiu Y-W, Chang Y-T, *et al.* Comorbid autoimmune diseases in patients with sarcoidosis: A nationwide case-control study in Taiwan. J Dermatol 2017; 44 (4): 423-30.

Capítulo 12

Tratamiento de la afectación pulmonar

M. Llabrés,[1] S. Cuerpo,[1] J. Francesqui,[1] N. Albacar,[1]
F. Hernández-González,[1] J. Sellarés[1,2]

[1] Programa multidisciplinar de Sarcoidosis
Servicio de Neumología, Hospital Clínic
IDIBAPS. Universidad de Barcelona
Barcelona

[2] Centro de Investigación Biomédica En Red-Enfermedades Respiratorias
(CibeRes, CB06/06/0028)

Dirección para la correspondencia
Jacobo Sellarés
sellares@clinic.cat

Sinopsis

La primera línea de tratamiento de la sarcoidosis pulmonar son los corticoides orales y en general la enfermedad tiene una buena respuesta a dicho tratamiento. Sin embargo, existe un grupo de pacientes que requieren tratamientos de segunda línea (inmunosupresores) o de tercera línea (biológicos) por falta de respuesta a corticoides o por sus efectos secundarios.

1 Introducción

La sarcoidosis pulmonar ha sido objeto de numerosos estudios en los últimos años. No obstante la información acerca de su manejo terapéutico es limitada, centrándose en recomendaciones basadas en la evidencia, opinión de expertos y juicio clínico.

El motivo principal para tratar la sarcoidosis es prevenir la afectación de órganos vitales.

El curso clínico y pronóstico es muy heterogéneo, abarcando desde la remisión espontánea hasta la enfermedad crónica y progresiva con riesgo vital para el paciente.

A la hora de iniciar el tratamiento no solo se debe tener en cuenta la probabilidad de remisión, sino también la afectación de pruebas de función respiratoria (PFR), la presencia de síntomas respiratorios y/o la afectación radiológica.

El esquema terapéutico incluye tratamiento de primera línea en el que destaca los glucocorticoides, tratamiento de segunda línea como los fármacos citotóxicos o inmunosupresores y tratamiento de tercera línea entre los que se incluyen los fármacos biológicos.

2   Tratamiento de primera línea

2.1   Glucocorticoides

Los glucocorticoides (GC) sistémicos constituyen el fármaco de primera elección para el tratamiento de la sarcoidosis pulmonar. Aunque no curan la enfermedad es bien conocida su acción antiinflamatoria y se ha comprobado en numerosos estudios que mejoran la función pulmonar, la extensión radiológica y los síntomas pulmonares. No obstante, debe individualizarse cada caso, pues el uso prolongado de GC está asociado a la aparición de efectos secundarios que puede obligar a la retirada del fármaco y emplear otros tratamientos. Entre sus efectos no deseados se incluyen: hiperglucemia, osteoporosis, obesidad, hipertensión arterial, infecciones, entre otros.

La dosis de inicio recomendada es de 20-40 mg al día de metilprednisolona, o su equivalente, durante 1-3 meses. Como las recaídas son frecuentes, sobre todo en pacientes que han sido tratados por menos de un año, se recomienda una dosis de mantenimiento de 5-10 mg al día hasta cumplir un total de 12 meses de tratamiento. Previamente se debe ir reduciendo la dosis inicial cada 8-12 semanas según la respuesta y la aparición de efectos adversos.

En cuanto a los corticoides inhalados, no se recomiendan de forma rutinaria pero puede considerarse su uso para el tratamiento de la tos asociada.

En la figura 12.1 se muestra un algoritmo del uso de corticoides en la sarcoidosis pulmonar.

3   Tratamiento de segunda línea

3.1   Fármacos citotóxicos

Son fármacos ahorradores de corticoides. Se recomiendan ante la presencia de progresión de enfermedad e intolerancia al tratamiento por efectos secundarios o dependencia a corticoides.

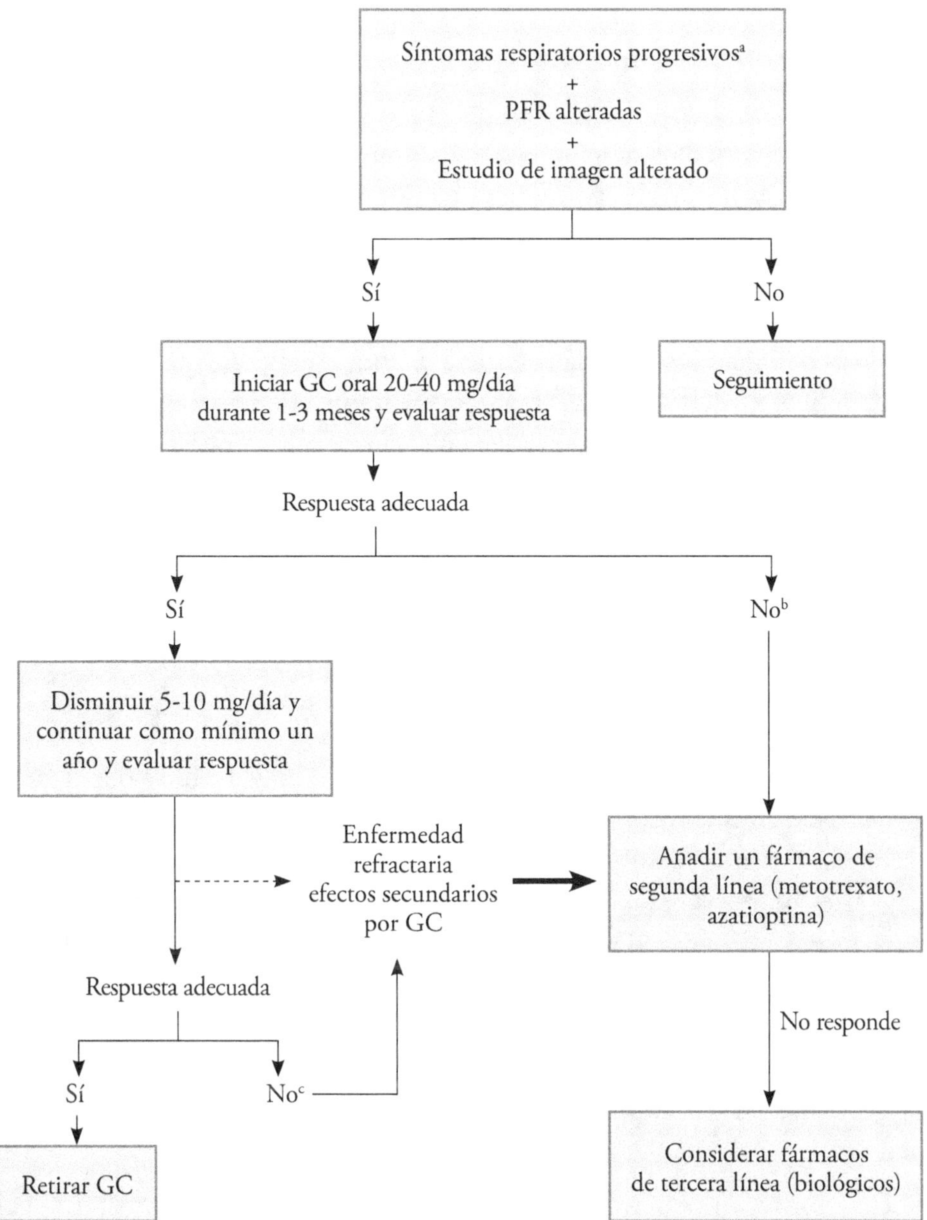

Figura 12.1. Algoritmo del uso de corticoides en la sarcoidosis pulmonar.
[a]*Antes de iniciar el tratamiento se debe asegurar que los síntomas son debidos a la sarcoidosis y, en casos de estadios avanzados, se debe comprobar si hay evidencia de enfermedad activa.* [b]*Primero hay que descartar una infección subyacente. Considerar disminuir la dosis de GC antes de comenzar a administrar fármacos de segunda línea.* [c]*Primero se debe descartar una infección subyacente. Considerar la administración de fármacos de segunda línea en enfermedad refractaria en los que se requiere una dosis de prednisona de más de 20 mg y/o cuando aparezcan efectos secundarios. GC: glucocorticoides; PFR: pruebas funcionales respiratorias.*

3.1.1   Metotrexato

El metotrexato es el agente inmunosupresor no esteroideo más empleado en la sarcoidosis. Se ha demostrado su efectividad en la reducción de dosis de corticoides y varios estudios observacionales han concluido que mejora la capacidad vital (VC), el volumen de espiración forzada durante el primer segundo (FEV_1), la capacidad de difusión de monóxido de carbono (DL_{CO}) y la distancia recorrida en el test de la marcha de 6 minutos (TM6M).

La dosis de inicio recomendada es de 5-15 mg semanalmente asociado al uso de ácido fólico. Los GC se suelen mantener durante el inicio de tratamiento con metotrexato, ya que tarda unos 6 meses en alcanzar una respuesta. Aunque es un fármaco que se suele tolerar bien, puede tener efectos secundarios como teratogenicidad, por lo que está contraindicado durante el embarazo; hepatotoxicidad, leucopenia, síntomas gastrointestinales, toxicidad pulmonar, etc.

3.1.2   Azatioprina

La azatioprina no está tan estudiada como el metotrexato y debido a que tiene una mayor tasa de efectos secundarios, se indica menos. Suele emplearse en caso de intolerancia al metotrexato o cuando no se ha alcanzado una respuesta adecuada. Varias series de casos han comprobado que es igual de efectiva al metotrexato en la reducción de dosis de corticoides y en mejoría de la función pulmonar. No obstante, la tasa de infecciones es mayor en pacientes tratados con azatioprina. La dosis recomendada es de 100-150 mg al día y, al igual que el metotrexato, tarda unos 6 meses en alcanzar una respuesta. Entre sus efectos secundarios destaca la hepatotoxicidad y la citopenia. Puede emplearse durante el embarazo.

3.1.3   Leflunomida

Puede ser efectiva en el tratamiento de la sarcoidosis pulmonar refractaria en monoterapia o combinada con metotrexato. La dosis recomendada es de 10-20 mg al día. Efectos secundarios similares al metotrexato pero menos frecuente la toxicidad pulmonar y náuseas. Contraindicado durante el embarazo por teratogenicidad.

3.1.4 Micofenolato

Existe poca evidencia científica en el tratamiento de la sarcoidosis pulmonar. Apenas dos estudios con serie de casos han demostrado su eficacia en la reducción de dosis de corticoides pero sin efectos en la función pulmonar.

4 Tratamiento de tercera línea

4.1 Biológicos

En la sarcoidosis pulmonar, los fármacos biológicos son considerados tratamiento de tercera línea en su mayor parte por sus efectos secundarios y por su elevado coste. Debe plantearse su uso cuando existe resistencia o intolerancia al tratamiento convencional.

4.1.1 Antagonistas del factor de necrosis tumoral alfa (anti-TNF-α)

El factor de necrosis tumoral alfa (TNF-α) desempeña un papel importante en el desarrollo del granuloma sarcoideo. Téngase en cuenta que antes de iniciar el tratamiento se debe descartar infección tuberculosa activa.

Los principales antagonistas del factor de necrosis tumoral alfa (anti-TNF-α) son:

- *Infliximab.* Es el anticuerpo anti-TNF-α más ampliamente estudiado para la sarcoidosis pulmonar. Un ensayo clínico aleatorizado y comparado con placebo, demostró mejoría de la capacidad vital forzada (FVC) a las 24 semanas del tratamiento así como mejoría radiológica sin observar cambios significativos en la clínica.

  No obstante, alguna serie de casos ha demostrado una alta tasa de mejoría de los síntomas. Por otro lado se ha descrito que en pacientes con menos de 20 mg de metilprednisolona al inicio y con niveles altos de proteína C reactiva (PCR), se beneficiarían del tratamiento con infliximab. También se ha comprobado que la presencia de alta actividad basal en la tomografía por emisión de positrones con ^{18}F-fluorodeoxiglucosa (PET-FDG) se asocia a mayor mejoría de la función pulmonar con infliximab, pero a mayor tasa de recaídas al suspender el fármaco. La dosis recomendada es de 3-5 mg/kg por vía intravenosa en la semana 0, 2 y 6, y posteriormente cada 4-8 semanas. Las infecciones son el efecto secundario más frecuente.

- *Adalimumab.* También se ha comprobado su efectividad para el tratamiento de la sarcoidosis pulmonar al mejorar la función pulmonar, el TM6M y la escala de disnea de Borg. Se administra por vía subcutánea y a pesar de que presenta menos tasa de reacciones adversas que el infliximab, el porcentaje de respuesta es menor en pacientes tratados con adalimumab. Suele emplearse en pacientes que han presentado reacciones graves con infliximab. La dosis recomendada es 40 mg cada 2 semanas.

Otros anti-TNF-α como el etanercept no se han demostrado eficaces para la sarcoidosis pulmonar.

4.1.2   Rituximab

Se trata de un anticuerpo antimonoclonal anti CD-20 que ha demostrado ser efectivo en el tratamiento de la sarcoidosis pulmonar refractaria. En comparación con los anti-TNF-α, hay menos riesgo de reactivación de tuberculosis pero es más frecuente que ocurran otro tipo de infecciones como las víricas. Es una alternativa útil a otras terapias biológicas al tener un perfil de toxicidad diferente.

5   Otros tratamientos

- *Antipalúdicos.* Puede ser efectiva en la sarcoidosis pulmonar persistente y sintomática al demostrarse en un estudio que a altas dosis, mejora la disnea y tos y disminuye la tasa de recaídas con una dosis mínima de manteni-miento. No obstante, el uso de antipalúdicos está muy limitado por la falta de evidencia científica, respuesta tardía (unos 3-8 meses) y por recaídas al suspender el tratamiento.

- *Antimicrobianos.* Se ha postulado que algunos antígenos microbianos pueden ejercer un papel importante en la patogénesis de la sarcoidosis. En un estudio se observó que el uso concomitante de levofloxacino, etambutol, azitromicina y rifampicina (CLEAR) mejoraba la FVC, el TM6M y la disnea. Sin embargo se requieren más estudios para esclarecer dosis y duración.

- *Acthar gel.* Es un análogo de la hormona adrenocorticotropa (ACTH) y puede ser una alternativa a la corticoterapia oral ya que presenta menos efectos secundarios y una efectividad similar a los GC. No obstante se requieren más estudios para determinar duración y efectos a largo plazo.

- *Tratamiento para la hipertensión pulmonar (HP).* La HP es una complicación de la sarcoidosis que debe sospecharse en pacientes con disnea pero sin evidencia de enfermedad pulmonar activa. Existen distintos mecanismos de acción por los que se desarrolla la HP, por lo que cada caso debe individualizarse. En pacientes con HP secundaria a la propia sarcoidosis (por ejemplo, compresión adenopática de los vasos pulmonares) debe optimizarse el tratamiento de base. En casos de HP precapilar, el tratamiento con vasodilatadores pulmonares puede mejorar la hemodinámica pulmonar, pero el único fármaco que por el momento ha demostrado ser efectivo en la sarcoidosis pulmonar es el bosentán. Otros vasodilatadores pulmonares como el riociguat, ambrisentán y óxido nítrico están siendo estudiados actualmente.

- *Tratamiento para la fibrosis pulmonar.* No existe evidencia científica sobre el papel de los antifibróticos en el tratamiento de la fibrosis pulmonar secundaria a sarcoidosis. Actualmente hay en marcha un ensayo clínico aleatorizado con placebo que analizará la efectividad de la pirfenidona en este grupo de pacientes.

- *Trasplante pulmonar.* Puede considerarse el trasplante pulmonar en pacientes con enfermedad irreversible. Pero la sarcoidosis pulmonar es una causa muy infrecuente de trasplante pulmonar y supone el 3 % del total de los trasplantados en Estados Unidos. La tasa de supervivencia es similar a otras patologías.

6   Seguimiento

No existe un consenso general acerca del método óptimo de monitorización, pero se recomienda realizar seguimiento durante los dos primeros años: cada 3-6 meses en pacientes con terapia activa y cada 6-12 meses en los casos sin tratamiento para comprobar la ausencia de recaída tardía.

Entra las pruebas que deben realizarse destacan las PFR y los estudios de imagen como la tomografía axial computarizada de alta resolución. Un incremento de la FVC de > 10 % o de la DL_{CO} > 15 % se considera una adecuada respuesta al tratamiento. Parece ser que las alteraciones de la TC podrían estar asociadas al empeoramiento funcional, sobre todo con la DL_{CO}. Por otro lado, la PET-FDG/TC es una herramienta útil para determinar la presencia de actividad de la enfermedad y podría ser útil para evaluar la respuesta al tratamiento en la sarcoidosis refractaria, sobre todo en casos asociados a fibrosis pulmonar.

Bibliografía recomendada

Baltzan M, Mehta S, Kirkham TH, Cosio MG. Randomized trial of prolonged chloroquine therapy in advanced pulmonary sarcoidosis. Am J Respir Crit Care Med 1999; 160 (1): 192-7.

Baughman RP, Culver DA, Cordova FC, *et al.* Bosentan for sarcoidosis-associated pulmonary hypertension: a double-blind placebo controlled randomized trial. Chest 2014; 145 (4): 810-7.

Baughman RP, Drent M, Kavuru M, *et al.* Infliximab therapy in patients with chronic sarcoidosis and pulmonary involvement. Am J Respir Crit Care Med 2006; 174 (7): 795-802.

Baughman RP, Winget DB, Lower EE. Methotrexate is steroid sparing in acute sarcoidosis: results of a double blind, randomized trial. Sarcoidosis Vasc Diffuse Lung Dis 2000: 17 (1): 60-6.

Cremers JP, Drent M, Bast A, *et al.* Multinational evidence-based World Association of Sarcoidosis and Other Granulomatous Disorders recommendations for the use of methotrexate in sarcoidosis: integrating systematic literature research and expert opinion of sarcoidologists worldwide. Curr Opin Pulm Med. 2013; 19 (5): 545-61.

Drake WP, Richmond BW, Oswald-Richter K, *et al.* Effects of broad-spectrum antimycobacterial therapy on chronic pulmonary sarcoidosis. Sarcoidosis Vas Diffuse Lung Dis 2013; 30 (3): 201-11.

Drent M, De Vries J, Lenters M et al. Sarcoidosis: assessment of disease severity using HRCT. Eur Radiol 2003; 13 (11): 2462-71.

Goljan-Geremek A, Bednarek M, Franczuk M, *et al.* Methotrexate as a single agent for treating pulmonary sarcoidosis: a single centre real-life prospective study. Pneumonol Alergol Pol 2014; 82 (6): 518-33.

Hamzeh N, Voelker A, Forssen A, *et al.* Efficacy of mycophenolate mofetil in sarcoidosis. Respir Med 2014; 108: 1663-69.

James DG, Carstairs LS, Trowell J, Sharma OP. Treatment of sarcoidosis. Report of a controlled therapeutic trial. Lancet 1967; 2: 526-8.

Judson MA, Baughman RP, Costabel U, *et al.* The potential additional benefit of infliximab in patients with chronic pulmonary sarcoidosis already receiving corticosteroids: a retrospective analysis from a randomized clinical trial. Respir Med 2014; 108 (1): 189-94.

Khan Na, Donatelli CV, Tonelli AR, *et al.* Toxicity risk from glucocorticoids in sarcoidosis patients. Respir Med 2017; 132: 9-14.

Lower EE, Baughman RP. Prolonged use of methotrexate for sarcoidosis. Arch Intern Med 1995; 155: 846-51.

Paramothayan S, Jones PW. Corticosteroid therapy in pulmonary sarcoidosis: a systematic review. JAMA 2002; 287: 1301-7.

Rodman DM, Lindenfeld J. Successful treatment of sarcoidosis associated pulmonary hypertension with corticosteroids. Chest 1990; 97: 500-2.

Roth I, Ehrke I, Eule H, Weinecke W. First report of a controlled therapeutic trial with prednisolone in pulmonary sarcoidosis. [Erster Bericht über eine kontrollierte klinische Untersuchung zur Prednisolon-Behandlung der thorakalen Sarkoidose]. Z Erkr Atmungsorgane 1975; 142: 49-58.

Sahoo DH, Bandyopadhyay D, Xu M, *et al.* Effectiveness and safety of leflunomide for pulmonary and extrapulmonary sarcoidosis. Eur Respir J 2011; 38: 1145-50.

Schupp JC, Frye BC, Zissel G, *et al.* Sarcoidosis: drugs under investigation. Semin Repir Crit Care Med 2017; 38 (4): 532-7.

Schutt AC, Bullington WM, Judson MA. Pharmacotherapy for pulmonary sarcoidosis: a Delphi consensus study. Respir Med 2010Pharmacotherapy for pulmonary sarcoidosis: a Delphi consensus study. Respir Med 2010; 104 (5): 717-23.

Selroos O, Sellergren TL. Corticosteroid therapy of pulmonary sarcoidosis. A prospective evaluation of alternate day and daily dosage in stage II disease. Scand J Respir Dis 1979; 60: 215-21.

Statement on sarcoidosis. Join Statement of the American Thoracic Society (ATS) the European Respiratory Society (ERS) and the World Association of Sarcoidosis and Other Granulomatous Disorders (WASOG) adopted by the ATS Board of Directorss and by the ERS Executive CommitteCommittee, February 1999. Am J Respi Crit Care Med 1999; 160 (2): 736-55.

Sweiss NJ, Barnathan ES, Lo K, *et al.* C-reactive protein predicts response to infliximab in patients with chronic sarcoidosis. Sarcoidosis Vasc Diffuse Lung Dis 2010; 27: 49-56.

Sweiss NJ, Lower EE, Mirsaeidi M, *et al.* Rituximab in the treatment of refractory pulmonary sarcoidosis. Eur Respir J 2014; 43 (5): 1525-28.

Sweiss NJ, Noth I, Mirsaeidi M, *et al.* Efficacy results of a 52-week trial of adalimumab in the treatment of refractory sarcoidosis. Sarcoidosis Vasc Diffuse Lung Dis 2014; 31 (1):46-54.

Taimeh Z, Hertz MI, Shumway S, *et al.* Lung transplantation for pulmonary sarcoidosis. Twenty five years of experience in the USA. Thorax 2016; 71 (4): 378-9.

Vorselaars ADM, Wuyts WA, Vorselaars VMM, *et al.* Methotrexate vs azathioprine in second line therapy of sarcoidosis. Chest 2013; 144 (3): 805-12.

Vorselaars ADM, Wuyts WA, Vorselaars VMM, *et al.* Methotrexate vs azathioprine in second line therapy of sarcoidosis. Chest 2013; 144 (3): 805-12.

Vucinic VM. What is the future of methotrexate in sarcoidosis? A study and review. Curr Opin Pulm Med 2002: 8 (5): 470-6.

Capítulo 13

Tratamiento de la sarcoidosis extrapulmonar

S. Retamozo,[1] P. Brito-Zerón,[2] R. Pérez-Álvarez,[3] L. Pallarés,[4]
A. Flores-Chávez,[5] M. Ramos-Casals[6]

[1] Instituto de Investigaciones en Ciencias de la Salud (INICSA), Universidad Nacional de Córdoba (UNC), Consejo Nacional de Investigaciones Científicas y Técnicas (CONICET) Córdoba (Argentina)
Instituto Universitario de Ciencias Biomédicas de Córdoba (IUCBC)
Córdoba (Argentina)

[2] Autoimmune Diseases Unit, Department of Medicine, Hospital CIMA–Sanitas Barcelona
Laboratory of Autoimmune Diseases Josep Font, IDIBAPS-CELLEX
Department of Autoimmune Diseases, ICMiD, Hospital Clínic Barcelona
Coordinadora de la Línea de Investigación en Sarcoidosis, Grupo de Estudio de Enfermedades Autoinmunes (GEAS), Sociedad Española de Medicina Interna (SEMI)

[3] Department of Internal Medicine, Hospital Álvaro Cunqueiro Vigo
Coordinador de la Línea de Investigación en Sarcoidosis, Grupo de Estudio de Enfermedades Autoinmunes (GEAS), Sociedad Española de Medicina Interna (SEMI)

[4] Systemic Autoimmune Diseases Unit, Department of Internal Medicine, Hospital de Son Espases
Palma de Mallorca
Coordinador de la Línea de Investigación en Sarcoidosis, Grupo de Estudio de Enfermedades Autoinmunes (GEAS), Sociedad Española de Medicina Interna (SEMI)

[5] Laboratory of Autoimmune Diseases Josep Font, IDIBAPS-CELLEX
Servicio de Enfermedades Autoinmunes, ICMiD, Hospital Clínic Barcelona

[6] Servicio de Enfermedades Autoinmunes, ICMiD, Hospital Clínic Barcelona
Laboratory of Autoimmune Diseases Josep Font, IDIBAPS-CELLEX Barcelona
Facultad de Medicina y Ciencias de la Salud, Universidad de Barcelona (UB)
Barcelona

Dirección para la correspondencia
Roberto Pérez-Álvarez
roberto.perez.alvarez@sergas.es

Sinopsis

Desde la década de 1960, el enfoque terapéutico de la sarcoidosis se basa en la inmunosupresión de amplio espectro, principalmente glucocorticoides (GC), y en este siglo han aparecido las terapias biológicas. La lista de medicamentos analizados para la sarcoidosis es amplia, aunque ninguno ha proporcionado una cura para la enfermedad. Uno de los principales problemas al revisar los tratamientos para la sarcoidosis y al ofrecer recomendaciones terapéuticas sólidas es la cantidad limitada de evidencia disponible. Los ensayos controlados aleatorios, que se consideran el «estándar de oro» en la investigación clínica para evaluar la eficacia y seguridad de los nuevos tratamientos, son escasos en la sarcoidosis. Esto se puede explicar por la presentación clínica heterogénea (tanto pulmonar como extrapulmonar), la baja prevalencia de la enfermedad y la falta de criterios de valoración consensuales para evaluar los resultados. Por lo tanto, las decisiones terapéuticas a menudo se basan en una combinación de experiencia personal y evidencia reportada que se basa principalmente en estudios no controlados. Desafortunadamente, hay poca información específica disponible para el tratamiento de la sarcoidosis órgano por órgano, y aún menos para los diferentes escenarios clínicos que pueden aparecer en cada órgano. En este capítulo, hemos recopilado recomendaciones terapéuticas específicas para el tratamiento de los principales órganos extrapulmonares con una subclasificación adicional de las principales presentaciones clínicas de la enfermedad.

1   Introducción

Existe consenso internacional en apoyar el uso de glucocorticoides (GC) como el tratamiento de primera línea de la sarcoidosis «tratable». Sin embargo, un porcentaje de pacientes puede no responder a la monoterapia con GC, o responder de forma incompleta o lentamente (lo que obliga a un tiempo prolongado de terapia con GC). Para estos pacientes, los inmunosupresores se utilizan como agentes ahorradores de corticosteroides. Estos fármacos rara vez son efectivos sin GC para el tratamiento de la sarcoidosis, pero sí permiten una reducción en la dosis de mantenimiento de corticosteroides (ahorro de corticosteroides). La mayoría de fármacos inmunodepresores requieren de 3 a 9 meses para alcanzar la eficacia máxima. El metotrexato es el más utilizado de todos los inmunosupresores. En los pacientes que no responden a la adición de un inmunosupresor, el siguiente paso suele ser un agente biológico anti-TNF. El infliximab es el fármaco más utilizado, junto con el adalimumab. Los corticosteroides inhalados pueden ser útiles para el tratamiento de la tos relacionada con la sarcoidosis, aunque a menudo se requieren dosis altas. La tabla 13.1 resume las principales opciones terapéuticas.

- Historia (especial atención a la exposición ambiental u ocupacional, influencia estacional, etnia) y exploración física (especial atención en aparato respiratorio, piel y ganglios)
- Biopsia de órgano afectado, con tinciones especiales y cultivo (incluyendo micobacterias)
- Radiografías posteroanterior y lateral de tórax (TC de tórax siempre que sea posible, si sospecha de afectación del parénquima pulmonar, de alta resolución)
- Pruebas de función pulmonar, espirometría con broncodilatador, capacidad pulmonar total y capacidad de difusión
- Electrocardiografía
- Evaluación oftalmológica completa (examen con lámpara de hendidura, tonometría y fondo de ojo)
- Hemograma y bioquímica (calcio sérico, creatinina, perfil hepático)
- Enzima convertidora de angiotensina
- Otras pruebas dirigidas según el órgano u órganos afectados

Tabla 13.1. Evaluación clínica en sarcoidosis.

2 Aproximación terapéutica organoespecífica

2.1 Sarcoidosis cutánea

La mayoría de los pacientes con sarcoidosis cutánea aislada son muy poco sintomáticos y no requerirán tratamiento, ya que las lesiones a menudo remiten espontáneamente (figura 13.1). El tratamiento para la sarcoidosis cutánea se recomienda para la enfermedad sintomática (ulcerativa, progresiva o con tendencia a la cicatrización) y para lugares desfigurantes y estéticamente angustiantes que pueden tener un fuerte impacto psicológico y social en el paciente (el mejor ejemplo es el lupus pernio). El pronóstico de la sarcoidosis cutánea depende de la presentación clínica específica, que va desde la evolución a menudo autolimitada del eritema nodoso hasta la frecuente evolución refractaria y grave del lupus pernio.

2.2 Sarcoidosis ocular

El tratamiento dependerá de la ubicación y la gravedad de la afectación ocular, y estará liderado por el oftalmólogo (figura 13.2). En general, los tratamientos tópicos o intraoculares se plantearán como primera línea en inflamaciones anteriores/intermedias, mientras que el uso de corticoides sistémicos se planteará para uveítis posteriores y panuveítis. La uveítis siempre debe tratarse, ya que el objetivo del tratamiento es prevenir la disfunción ocular permanente y la discapacidad causada por la inflamación intraocular. No se dispone de datos sobre los factores predictivos de la sarcoidosis uveítica, ya que todos los estudios terapéuticos se han realizado en pacientes con uveítis no infecciosa (sin separar los resultados para la uveítis sarcoidea). En estos pacientes, los principales factores asociados con un peor pronóstico incluyeron una mayor duración de la uveítis, el inicio tardío de la uveítis, la catarata, la pseudofaquia, la neblina vítrea y la afectación macular (engrosamiento, quiste o edema crónico). En el estudio de Rochepeau *et al.* (2016), la sarcoidosis ocular aislada se asoció con una menor recuperación visual completa en comparación con los pacientes con sarcoidosis sistémica que desarrollaron afectación ocular. Hubo un mal pronóstico visual significativo para los pacientes que presentaban edema macular crónico y una tendencia de peor evolución para los pacientes de mayor edad, las mujeres y los pacientes que presentaban panuveítis.

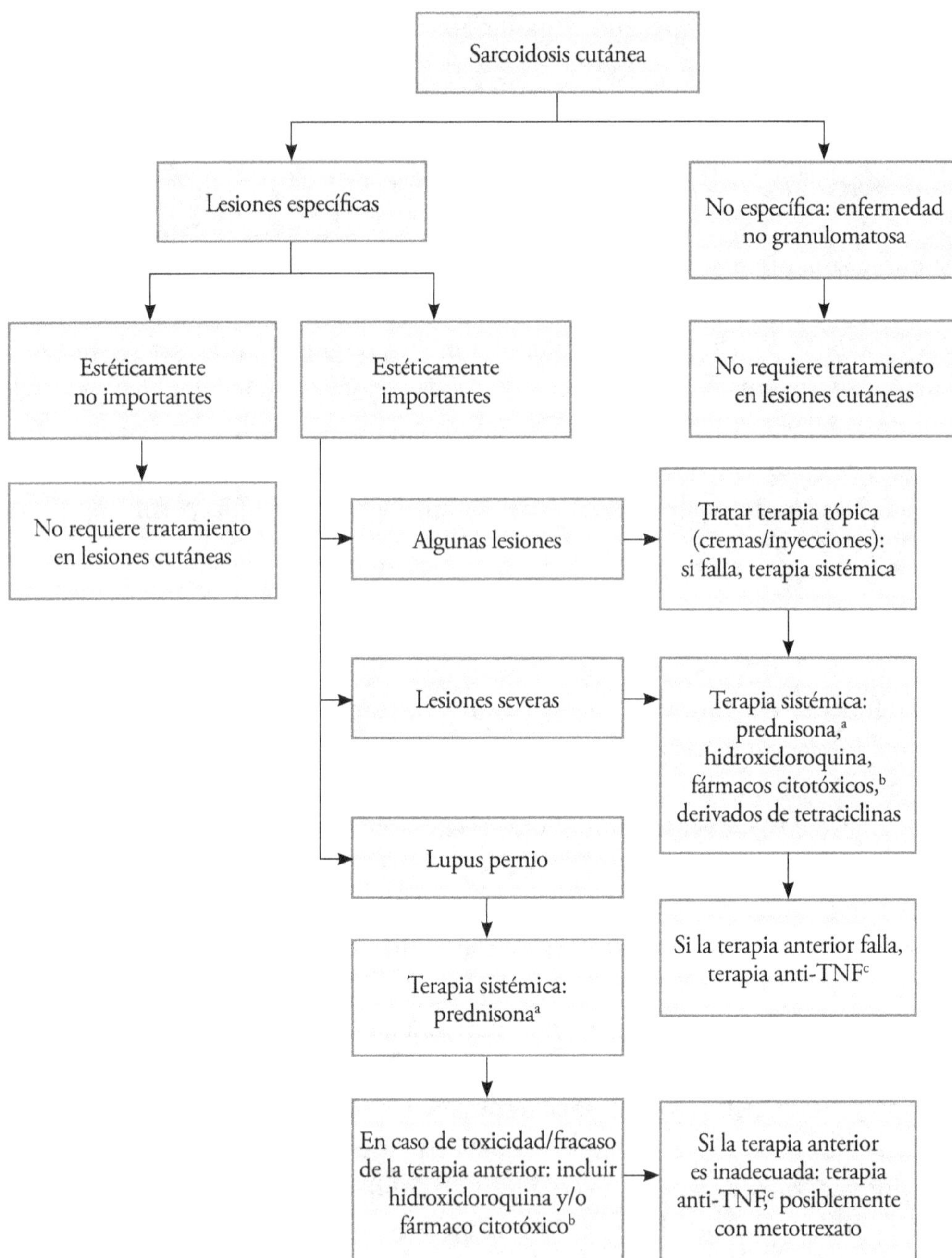

Figura 13.1. Algoritmo terapéutico de la sarcoidosis cutánea.
[a]Cuando se indica prednisona, una dosis equivalente de corticosteroides (por ejemplo, metilprednisolona) puede ser utilizada. [b]Fármacos inmunodepresores: metotrexato, azatioprina, micofenolato y leflunomida. [c]La terapia anti-TNF incluye el infliximab y el adalimumab.

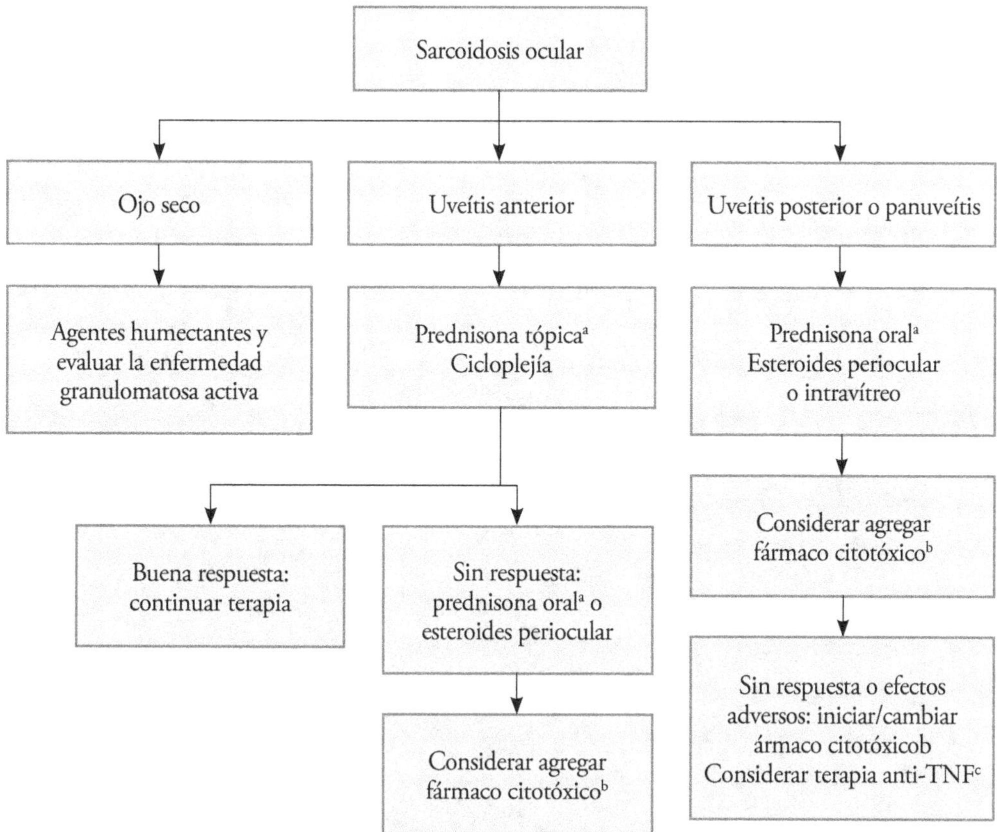

Figura 13.2. Algoritmo terapéutico de la sarcoidosis ocular.
[a]*Cuando se indica prednisona, una dosis equivalente de corticosteroides (por ejemplo, metilprednisolona) puede ser utilizada.* [b]*Fármacos inmunodepresores: metotrexato, azatioprina, micofenolato y leflunomida.* [c]*La terapia anti-TNF incluye el infliximab y el adalimumab.*

La terapia sistémica no siempre es obligatoria para la participación no uveítica, y se recomienda un enfoque terapéutico individualizado.

2.3 *Neurosarcoidosis*

El compromiso del sistema nervioso central (SNC) está asociado con un deterioro neurológico significativo, por lo que parece razonable recomendar tratar a todos los pacientes con neurosarcoidosis (figura 13.3). Una revisión sistemática informó que solo un 15 % de pacientes no recibieron tratamiento, probablemente aquellos

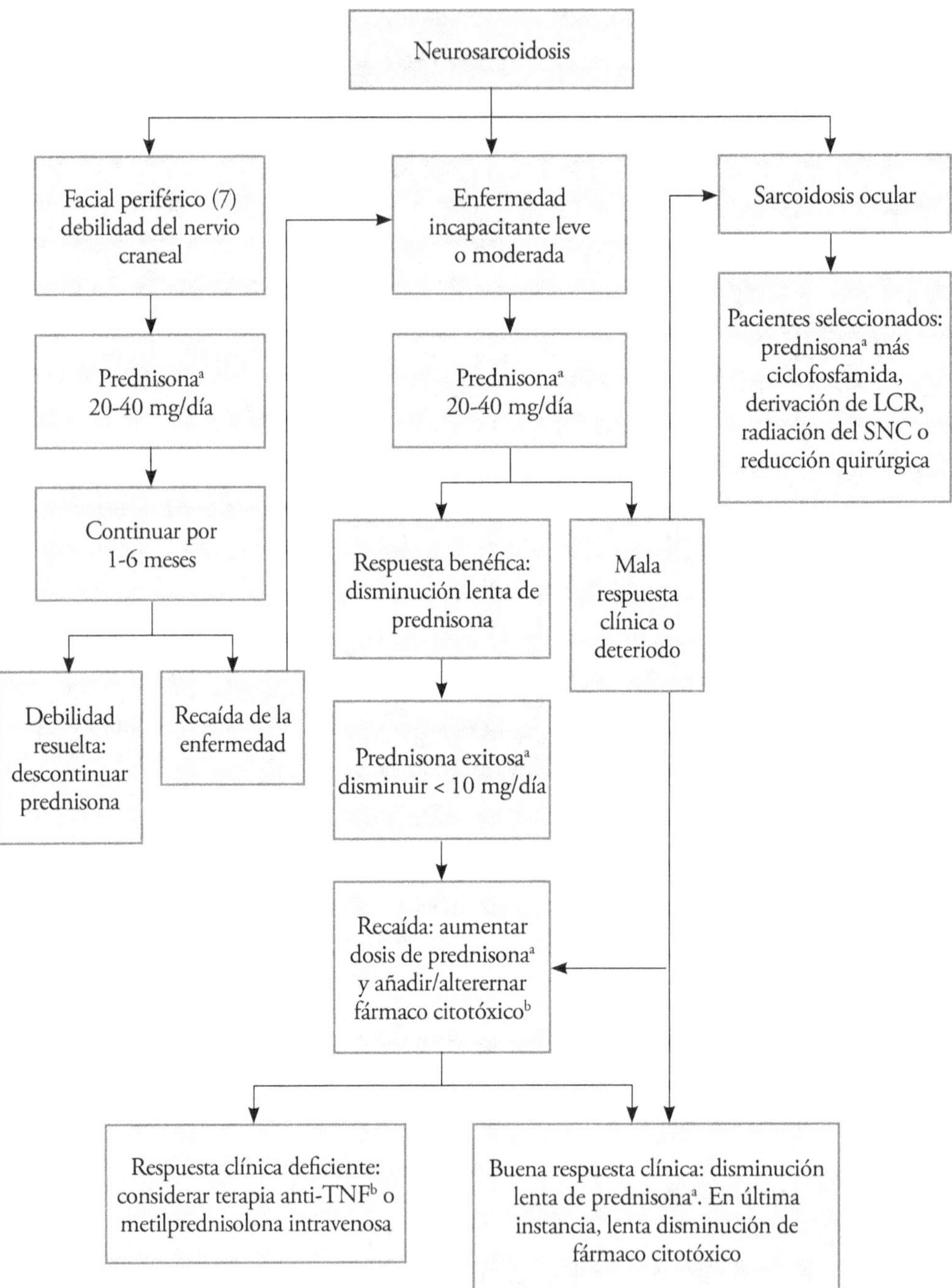

Figura 13.3. Algoritmo terapéutico de la neurosarcoidosis.
[a]Cuando se indica prednisona, una dosis equivalente de corticosteroides (por ejemplo, metilprednisolona) puede ser utilizada. [b]La terapia anti-TNF incluye el infliximab y el adalimumab.

con una afectación más leve (parálisis facial aislada, neuropatía periférica leve). El objetivo del tratamiento de la sarcoidosis del SNC es lograr una mejoría clínica, o al menos, estabilizar el deterioro neurológico, ya que debe considerarse una de las complicaciones extratorácicas con peor pronóstico. En una revisión de 465 pacientes, la remisión total se logró en solo el 27% de los casos y la remisión incompleta/enfermedad estable en el 56%. Dos series adicionales informaron que, en la última visita, solo un 21% estaban asintomáticos, 48% tenían secuelas menores y 31% presentaban deterioro moderado/grave. Probablemente, la resolución completa de la afectación en los estudios radiológicos no puede considerarse un objetivo terapéutico, ya que diversos estudios no muestran cambios significativos en los estudios de neuroimagen incluso en pacientes en los que se logró una respuesta clínica.

2.4 Sistema nervioso periférico

No se dispone de datos específicos sobre cuándo tratar la polineuropatía periférica de la sarcoidosis. Algunos autores sugieren la necesidad de tratar siempre, debido a la ausencia notificada de remisión espontánea (aceptando como posible sesgo la publicación predominante de los casos graves). Podría ser razonable proponer un enfoque similar al reportado para la polineuropatía relacionada con enfermedades autoinmunes sistémicas de acuerdo con una evaluación neurológica cuidadosa que combina estudios clínicos, electrofisiológicos y de imágenes: la afectación de fibras grandes, ganglios y/o plexos son a menudo las complicaciones más graves e incapacitantes, por lo que se recomiendan terapias inmunosupresoras más intensas, mientras que la participación de fibras pequeñas (a menudo con síntomas puramente sensibles) debe evaluarse caso por caso, considerando un tratamiento solo sintomático en las presentaciones clínicas más leves. Se han citado como posibles predictores de una peor respuesta terapéutica un mayor número de células en el líquido cefalorraquídeo y una mayor discapacidad neurológica en el primer examen.

2.5 Sarcoidosis cardíaca

Parece razonable tratar todos los casos con una afectación cardíaca evidente debido a su potencial riesgo mortal, ya que un 17% de los pacientes con sarcoidosis cardíaca precisan un trasplante de corazón tras de un seguimiento de 10 años. El pronóstico de los pacientes tratados es significativamente mejor al de los no tratados, con una tasa más baja de complicaciones cardíacas a largo plazo. Los datos sobre la mortalidad en diversos estudios muestran una tasa de mortalidad casi tres veces menor en pacientes tratados frente a los no tratados con GC (24 % *vs.* 62 %). La terapia con corticosteroides es un determinante independiente de la supervivencia a largo plazo (figura 13.4). A pesar de estos datos, la tasa de pacientes no tratados en grandes series fue del 12 %, alcanzando el 20 % en estudios japoneses. Varios estudios apoyan iniciar el tratamiento lo antes posible en la sarcoidosis cardíaca. El estudio de Kandolin *et al.* encontró que la presencia de insuficiencia o disfunción cardíaca al diagnóstico fue el factor más importante para estimar su pronóstico. Otro estudio reciente muestra que el tratamiento temprano con GC se asocia con una mayor tasa de respuesta terapéutica en pacientes con arritmias ventriculares en comparación con pacientes que no recibieron dicho tratamiento.

2.6 *Sarcoidosis renal e hipercalcemia*

Los dos principales estudios han tratado todos los casos de sarcoidosis renal con GC. El estudio de Loffler *et al.* informó que el filtrado glomerular mejoró significativamente y la proteinuria disminuyó con el tratamiento con prednisona, con un 62,5 % de los pacientes que respondieron a la terapia. Los pacientes con nefritis intersticial granulomatosa presentaron con mayor frecuencia estadios avanzados de insuficiencia renal. Es importante iniciar la terapia lo antes posible para prevenir el empeoramiento de la fibrosis, ya que uno de los factores pronósticos clave para la supervivencia renal fue una respuesta temprana al tratamiento.

Los trastornos asintomáticos de la disregulación del calcio debidos a la sarcoidosis también se podrían considerar para el tratamiento, ya que pueden conducir a hipercalciuria, hipercalcemia, nefrolitiasis e insuficiencia renal (figura 13.5). Se debe tratar la nefrolitiasis asintomática y la insuficiencia renal por sarcoidosis. La hipercalcemia leve que no causa síntomas probablemente también debería tratarse, aunque, con frecuencia, el calcio sérico volverá al rango normal con una hidratación adecuada y evitando una dieta rica en calcio. La hipercalciuria asintomática por sarcoidosis no necesariamente requiere tratamiento si no hay evidencia de hipercalcemia, nefrolitiasis o insuficiencia renal. No obstante, son pacientes con

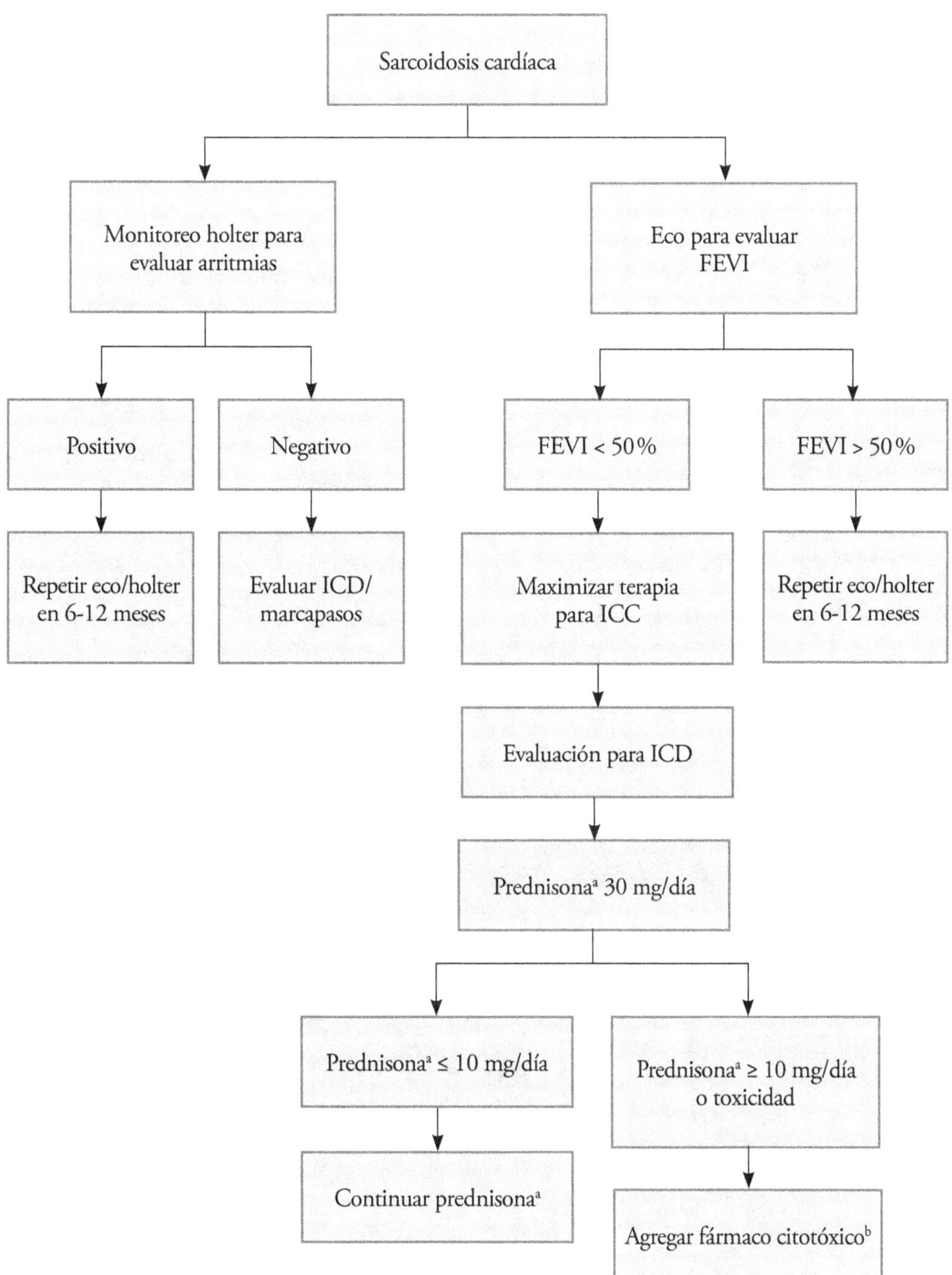

Figura 13.4. Algoritmo terapéutico de la sarcoidosis cardíaca.
[a]Cuando se indica prednisona, una dosis equivalente de corticosteroides (por ejemplo, metilprednisolona) puede ser utilizada. [b]Fármacos inmunodepresores: metotrexato, azatioprina, micofenolato y leflunomida.

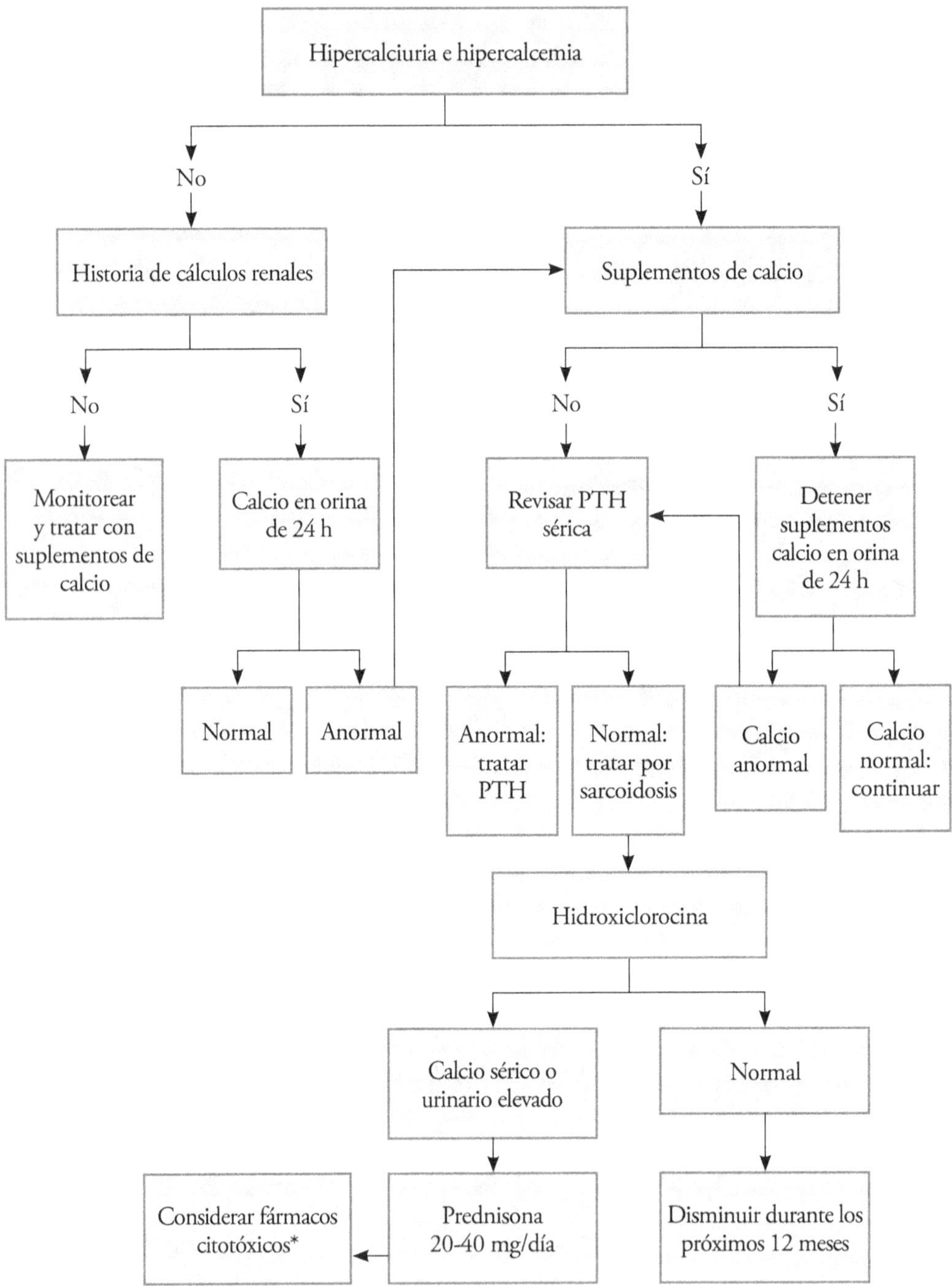

Figura 13.5. Algoritmo terapéutico de la hipercalcemia e hipercalciuria.
**Fármacos inmunodepresores: metotrexato, azatioprina, micofenolato y leflunomida.*
PTH: parathormona.

un mayor riesgo de desarrollar problemas renales, y deben estar adecuadamente hidratados, evitar el consumo excesivo de calcio y controlar su función renal de forma estrecha.

2.7 Sarcoidosis hepática

El inicio de la terapia sistémica debe guiarse por el desarrollo de enfermedad hepática sintomática. Se recomienda observación clínica en pacientes con enfermedad hepática asintomática (sin evidencia de colestasis), incluidos aquellos con hepatomegalia asintomática (en el examen físico y/o estudios de imagen). En pacientes asintomáticos, las pruebas anormales del hígado pueden resolverse espontáneamente o permanecer estables durante muchos años. Vatti *et al.* analizaron la respuesta de las enzimas hepáticas a los GC y encontraron una mejoría en solo la mitad de los pacientes que recibieron tratamiento en comparación con casi el 70 % que mejoraron sin recibir ningún tratamiento. La terapia sistémica debe usarse en pacientes sintomáticos (fiebre, náuseas, vómitos, pérdida de peso o dolor abdominal en el cuadrante superior derecho). En pacientes con enfermedad hepática crónica ya establecida (fibrosis significativa, colestasis crónica e hipertensión portal), no se ha demostrado que el tratamiento con esteroides tenga efectos beneficiosos.

2.8 Sarcoidosis esplénica

La mayoría de los pacientes con sarcoidosis esplénica no requieren tratamiento, especialmente en aquellos con un diagnóstico incidental de esplenomegalia mediante estudios de imagen. Aunque el curso natural de la sarcoidosis esplénica es desconocido, la esplenomegalia puede resolverse espontáneamente, en especial en los casos menos graves. El tratamiento está indicado en casos sintomáticos: una esplenomegalia marcada que provoque molestias abdominales debido a la distensión capsular o al efecto de masa o un hiperesplenismo que puede causar citopenias (véase afectación hematológica). La asplenia funcional con poiquilocitosis y cuerpos de Howell-Jolly en el frotis de sangre periférica también se ha asociado con sarcoidosis esplénica. Se ha informado de rotura esplénica espontánea en solo seis casos, aunque solo uno publicado en el siglo actual.

2.9   Sarcoidosis adenopática

Las adenopatías sarcoides son uno de los compromisos de la sarcoidosis más indolentes y se presentan de manera frecuente como un hallazgo asintomático en el examen físico o en imágenes radiológicas. La historia natural de las adenopatías sarcoides se ha evaluado principalmente para las adenopatías torácicas. En el estudio BTS, la mitad de los pacientes que no fueron tratados con GC en los seis primeros meses de diagnóstico mostraron una mejoría radiológica espontánea durante este período. Estos pacientes eran más jóvenes que los de los otros grupos y tenían más frecuentemente linfadenopatía hiliar y eritema nodoso al momento del diagnóstico. La tasa de regresión de las adenopatías hiliares en este grupo también fue elevada, con solo dos pacientes que aún mostraban linfadenopatía hiliar bilateral después de los seis meses de seguimiento. En ausencia de estudios similares en otros territorios, el seguimiento clínico sin tratamiento también puede recomendarse en pacientes con adenopatías extratorácicas asintomáticas. En contraste, las presentaciones sintomáticas (relacionadas de manera frecuente con complicaciones locales por compresión) pueden requerir tratamiento.

2.10   Sarcoidosis hematológica

El tratamiento se basará en primer lugar en el mecanismo etiopatogénico subyacente (infiltración de la médula ósea, afectación esplénica o citopenia inmuno-mediada) y luego en la presentación clínica. Las presentaciones más graves y, por lo tanto, aquellas que requieren terapia específica (a menudo dosis elevadas de esteroides y/o IgIV) son la anemia hemolítica y la trombocitopenia.

2.11   Sarcoidosis gastrointestinal y pancreática

La mayoría de los casos son asintomáticos, y el diagnóstico se basa en los hallazgos endoscópicos o el hallazgo de granulomas incidentales en las biopsias de tejido gastrointestinal. En estos pacientes, se recomienda seguimiento sin intervención terapéutica. En la afectación pancreática, las masas son la presentación clínica más frecuente, ya sea sintomática o asintomática, y todas se manejan quirúrgicamente debido a la alta sospecha neoplásica, bien mediante biopsia laparoscópica o cirugía pancreatobiliar. La mayoría de los casos se notifican en pacientes sin sarcoidosis previa, pero la presencia de una masa pancreática en un paciente ya diagnosticado tampoco se puede considerar afectación por sarcoidosis, y la malignidad debe ser siempre excluida debido al mayor riesgo de desarrollo de cáncer en la sarcoidosis y al informe de casos con una coexistencia de los dos procesos.

2.12   Sarcoidosis ORL

La clasificación anatómica de la sarcoidosis ORL (oreja, nariz y garganta), junto con la gravedad de la presentación, será esencial para definir intervenciones terapéuticas específicas. Como regla general, se sugiere el seguimiento clínico en los casos asintomáticos de afectación de glándula salival, lesiones orales y rinonasales, mientras que las intervenciones locales/tópicas (incluidos los procedimientos quirúrgicos) se utilizan principalmente para lesiones orales sintomáticas y nódulos rinonasales y traqueobronquiales. El uso de agentes inmunosupresores a menudo se recomienda para tratar los lugares más graves y potencialmente mortales (compromiso laríngeo y traqueal).

2.13   Sarcoidosis articular y ósea

Las estrategias terapéuticas deben evaluarse de acuerdo al tipo de afectación (ósea frente a articular) y la gravedad clínica (asintomática frente a sintomática), haciendo una diferenciación específica entre artralgias (que no requieren terapia específica) y artritis (que debe ser confirmada, no solo por el examen clínico, sino también por ecografía).

2.14   Sarcoidosis muscular

Parece razonable dividir a los pacientes según la presencia de sintomatología muscular en pacientes asintomáticos (biopsia positiva y/o hallazgos de imagen) y pacientes sintomáticos. No hay datos disponibles sobre la evolución de los pacientes asintomáticos con una biopsia positiva, pero parece razonable la no intervención terapéutica. Con respecto a los pacientes sintomáticos, podría ser útil diferenciar la afectación local (nódulos) o difusa (miopatía), ya que el enfoque terapéutico será diferente (predominio aproximación quirúrgica frente a tratamiento sistémico).

3   Escenarios terapéuticos específicos

3.1   Sarcoidosis asintomática

En general, la sarcoidosis asintomática no debe ser tratada. Específicamente y de acuerdo con una evaluación órgano por órgano, la afectación de la sarcoidosis asintomática pulmonar (a menudo en estadios I y II), hepática, esplénica, ósea y ganglionar linfática rara vez requiere tratamiento. Como regla general y debido a que la enfermedad inducida por granulomas puede resolverse de manera espontánea, la sarcoidosis solo requiere tratamiento si causa síntomas significativos específicos del órgano o alteraciones funcionales. La decisión de tratar inmediatamente o durante el seguimiento está guiada por tres factores generales: riesgo de disfunción grave o daño irreversible a los órganos principales, riesgo de muerte o la presencia de síntomas constitucionales incapacitantes. Estos pacientes a menudo tienen un pronóstico excelente y los riesgos de someter a estos pacientes a terapia sistémica, en particular, la terapia con corticosteroides, generalmente superan los beneficios del tratamiento. No obstante, son pacientes que deben realizar un seguimiento clínico estrecho, e iniciar tratamiento si hay un deterioro significativo de los síntomas y/o en el estado funcional. Si un paciente no mejora espontáneamente en 3 a 6 meses, el tratamiento podría considerarse o, a la inversa, el paciente podría continuar observación clínica sin terapia.

El tratamiento de la sarcoidosis cardíaca asintomática y la neurosarcoidosis es muy controvertido, ya que estas dos formas de sarcoidosis son potencialmente mortales. Un estudio en pacientes con sarcoidosis cardíaca encontró que aquellos sin síntomas tenían un pronóstico excelente, aunque el número analizado fue pequeño. Aunque existe evidencia médica insuficiente para respaldar un enfoque específico, creemos que no es un requisito obligatorio tratar la neurosarcoidosis o la sarcoidosis cardíaca asintomáticas. Cada paciente debe ser evaluado indivi-dualmente, y basar la decisión de tratar según la existencia de datos clínicos espe-cíficos como la presencia de taquicardia ventricular sostenida/arritmias malignas, la afectación funcional miocárdica, o la progresión radiológica de la afectación neurológica.

Es muy importante diferenciar entre sarcoidosis refractaria y lesión irreversible. Si se determina que un paciente tiene una afectación residual y no tiene infla-mación granulomatosa activa, se debe suspender la terapia incluso si el paciente tiene síntomas significativos. En la mayoría de los casos, la presencia de síntomas es un requisito necesario pero insuficiente para el tratamiento de la sarcoidosis refractaria.

3.2 Sarcoidosis recurrente

La decisión de reiniciar la terapia o aumentar su intensidad en la recaída de la sarcoidosis se basa en los mismos principios aplicados a la hora de iniciar el tra-tamiento. Una indicación clara para el tratamiento sería si el paciente desarrolla síntomas con evidencia de aumento de la inflamación granulomatosa por ima-gen o evidencia de empeoramiento de la disfunción orgánica. Si el paciente no presenta síntomas, generalmente se suspende la terapia. La afectación recurrente de la sarcoidosis puede tardar semanas o meses en hacerse clínicamente evidente, dada la lenta progresión de la inflamación granulomatosa (es decir, puede existir un período de latencia significativo entre la disminución de la dosis de corticos-teroides y una recurrencia clínicamente evidente).

4 Conclusión

El tratamiento de la sarcoidosis no está estandarizado. Está principalmente di-rigido por el efecto de la sarcoidosis en el desarrollo de síntomas y su impacto en la calidad de vida del paciente. En un gran porcentaje de pacientes, el trata-miento no está indicado. Los corticosteroides son el fármaco de elección para la mayoría de las formas de sarcoidosis que requieren tratamiento. Cuando su administración debe realizarse de forma crónica, se deben utilizar fármacos inmunodepresores. Desafortunadamente, hay muy pocos estudios diseñados de forma específica para evaluar el tratamiento de la enfermedad extrapulmonar. La extrapolación de los regímenes de tratamiento para la enfermedad extrapulmonar, incluida la dosis y la duración, no está basada en la evidencia en la mayoría de situaciones.

Los pacientes con sarcoidosis presentan síntomas que pueden no requerir tratamiento, o requerir tratamientos a corto plazo, o en los casos más graves, tratamiento crónico. La mayoría de los casos de sarcoidosis son agudos o autolimitados, o tienen una excelente respuesta a los cursos cortos de GC; sin embargo, un porcentaje no bien establecido de pacientes puede tener presentaciones que ponen en peligro la vida o son refractarios a la terapia estándar. Debido a que los tratamientos no «curan» la enfermedad, el especialista debe decidir cuándo es necesaria la intervención y la duración de la terapia. El empeoramiento de los síntomas pulmonares, cardíacos o neurológicos requiere una evaluación cuidadosa para determinar la progresión de la enfermedad, las complicaciones actuales del tratamiento u otras alteraciones secundarias de la enfermedad como la hipertensión pulmonar, infecciones, osteoporosis, etc.

Bibliografía recomendada

Baughman RP, Lower EE. Treatment of sarcoidosis. Clin Rev Allergy Immunol 2015; 49 (1):79-92.

Baughman RP, Papanikolaou I. Current concepts regarding calcium metabolism and bone health in sarcoidosis. Curr Opin Pulm Med 2017; 23 (5): 476-81.

Bechman K, Christidis D, Walsh S, Birring SS, Galloway J. A review of the musculoskeletal manifestations of sarcoidosis. Rheumatology (Oxford) 2018; 57 (5): 777-83.

Bergner R, Löffler C. Renal sarcoidosis: approach to diagnosis and management. Curr Opin Pulm Med 2018; 24 (5): 513-20.

Brito-Zerón P, Acar-Denizli N, Sisó-Almirall A, Bosch X, Hernández F, Vilanova S, *et al.* The burden of comorbidity and complexity in sarcoidosis: impact of associated chronic diseases. Lung 2018; 196 (2): 239-48.

Brito-Zerón P, Bari K, Baughman RP, Ramos-Casals M. Sarcoidosis involving the gastrointestinal tract: diagnostic and therapeutic management. Am J Gastroenterol 2019 Mar 8. [Epub ahead of print]

Brito-Zerón P, Pérez-Álvarez R, Pallarés L, Retamozo S, Baughman RP, Ramos-Casals M; SarcoGEAS-SEMI Study Group. Sarcoidosis: an update on current pharmacotherapy options and future directions. Expert Opin Pharmacother 2016; 17 (18): 2431-48.

Culver DA, Ribeiro Neto ML, Moss BP, Willis MA. Neurosarcoidosis. Semin Respir Crit Care Med 2017; 38 (4): 499-513.

James WE, Baughman R. Treatment of sarcoidosis: grading the evidence. Expert Rev Clin Pharmacol 2018l; 11 (7): 677-87.

Jeny F, Bouvry D, Freynet O, Soussan M, Brauner M, Planes C, Nunes H, Valeyre D. Management of sarcoidosis in clinical practice. Eur Respir Rev 2016; 25 (140): 141-50.

Judson MA. Corticosteroids in sarcoidosis. Rheum Dis Clin North Am 2016; 42 (1): 119-35.

Le V, Crouser ED. Potential immunotherapies for sarcoidosis. Expert Opin Biol Ther 2018; 18 (4): 399-407.

Matsou A, Tsaousis KT. Management of chronic ocular sarcoidosis: challenges and solutions. Clin Ophthalmol 2018; 12: 519-32.

Petrek M. Personalized medicine in sarcoidosis: predict responders and nonresponders. Curr Opin Pulm Med 2015; 21 (5): 532-7.

Rosenthal DG, Bravo PE, Patton KK, Goldberger ZD. Management of arrhythmias in cardiac sarcoidosis. Clin Cardiol 2015; 38 (10): 635-40.

Saketkoo LA, Baughman RP. Biologic therapies in the treatment of sarcoidosis. Expert Rev Clin Immunol 2016; 12 (8): 817-25.

Sauer WH, Stern BJ, Baughman RP, Culver DA, Royal W. High-risk sarcoidosis. Current concepts and research imperatives. Ann Am Thorac Soc 2017; 14 (Suppl-6): S437-44.

Syed U, Alkhawam H, Bakhit M, Companioni RA, Walfish A. Hepatic sarcoidosis: pathogenesis, clinical context, and treatment options. Scand J Gastroenterol 2016; 51 (9): 1025-30.

Tan JL, Fong HK, Birati EY, Han Y. Cardiac sarcoidosis. Am J Cardiol 2019; 123 (3): 513-22.

West SG. Current management of sarcoidosis I: pulmonary, cardiac, and neurologic manifestations. Curr Opin Rheumatol 2018; 30 (3): 243-48.

Capítulo 14

Información para el paciente con sarcoidosis: las preguntas más frecuentes

M. Ramos-Casals,[1] B. del Carmelo Gracia Tello,[2] M. Pérez de Lis Novo,[3] R. Pérez-Álvarez,[4] L. Pallarés,[5] P. Brito-Zerón[6]

[1] Servicio de Enfermedades Autoinmunes, ICMiD, Hospital Clínic
Barcelona
Laboratory of Autoimmune Diseases Josep Font, IDIBAPS-CELLEX
Barcelona
Facultad de Medicina, Universidad de Barcelona
Barcelona
Línea de Investigación en Sarcoidosis, Grupo de Estudio de Enfermedades
Autoinmunes (GEAS), Sociedad Española de Medicina Interna (SEMI)

[2] Servicio de Medicina Interna, Unidad de Enfermedades Autoinmunes
Hospital Clínico Lozano Blesa
Zaragoza

[3] Servicio de Anestesiología
CHUAC - Complejo Hospitalario Universitario de A Coruña
La Coruña

[4] Department of Internal Medicine, Hospital Alvaro Cunqueiro
Vigo
Línea de Investigación en Sarcoidosis, Grupo de Estudio de Enfermedades
Autoinmunes (GEAS), Sociedad Española de Medicina Interna (SEMI)

[5] Systemic Autoimmune Diseases Unit, Department of Internal Medicine
Hospital de Son Espases
Palma de Mallorca
Línea de Investigación en Sarcoidosis, Grupo de Estudio de Enfermedades
Autoinmunes (GEAS), Sociedad Española de Medicina Interna (SEMI)

[6] Autoimmune Diseases Unit, Department of Medicine, Hospital CIMA–Sanitas
Barcelona
Laboratory of Autoimmune Diseases Josep Font, IDIBAPS-CELLEX
Department of Autoimmune Diseases, ICMiD, Hospital Clínic
Barcelona
Línea de Investigación en Sarcoidosis, Grupo de Estudio de Enfermedades
Autoinmunes (GEAS), Sociedad Española de Medicina Interna (SEMI)

Dirección para la correspondencia:
Roberto Pérez-Álvarez
roberto.perez.alvarez@sergas.es

Sinopsis

Por desgracia, la información disponible para el paciente con sarcoidosis y sus familiares es muy escasa. Destaca la creación de una guía clínica por parte del Ministerio de Sanidad (disponible en http://www.escuelas.mscbs.gob.es/podemosAyudar/cuidados/sarcoidosis.htm) y de la labor incansable de la Asociación Nacional de Enfermos de Sarcoidosis (ANES) (disponible en http://www.sarcoidosis.es/). En este capítulo se resumen las principales preguntas que pacientes y familiares pueden tener sobre su enfermedad, con las correspondientes respuestas.

P. ¿Qué es la sarcoidosis?

R. La sarcoidosis es una enfermedad inflamatoria autoinmune que puede afectar a prácticamente cualquier órgano o sistema de nuestro cuerpo (por eso se considera como una enfermedad autoinmune sistémica o EAS). Se caracteriza por la formación de inflamaciones constituidas por pequeñas masas de células que forman lo que se llama médicamente «granulomas», principalmente en los pulmones, aunque puede afectar a otros órganos: piel, ojos, hígado, riñón, corazón, sistema nervioso, huesos y articulaciones, entre otros.

P. ¿Qué son las EAS?

R. Las enfermedades autoinmunes sistémicas (EAS) poseen dos características esenciales. En su origen, todas comparten un fallo del sistema inmune del organismo que deja de realizar su trabajo adecuadamente (defendernos de las agresiones externas) y pasa a producir daño en nuestros propios tejidos y células (enfermedad autoinmune). La segunda característica es que prácticamente no existe órgano o tejido que no pueda verse afectado por las EAS, siendo habitual que dichas afectaciones sean múltiples y simultáneas (enfermedad sistémica). Por tanto, sus principales características son el desconocimiento de su etiología, la afección de múltiples órganos (en muchas ocasiones, vitales), la complejidad en la aproximación diagnóstica y, finalmente, el uso de una gran variedad de fármacos para el tratamiento de la enfermedad y de sus complicaciones.

P. ¿Por qué se produce la enfermedad?

R. Aunque las causas exactas por las que se inicia la enfermedad continúan sin conocerse, se cree que su origen puede ser multifactorial, es decir, que pueden estar implicados diversos factores principalmente a dos niveles: Factores constitucionales o internos (genéticos, hormonales), y factores ambientales o externos (tóxicos, hongos, bacterias, etc.).

Se trata tan solo de una hipótesis que se basa en plantear una combinación de factores propios y de factores externos. Así, una determinada persona tendría una determinada carga genética que la hace «susceptible», y que en el transcurso de su vida «tropieza» con un factor ambiental capaz de despertar el desarrollo de la enfermedad. Es como el ejemplo de la llave y la cerradura, cada persona tiene su propia «llave» (o combinación de llaves) en el ambiente que «abre la puerta a su enfermedad».

Aunque existen factores genéticos implicados, menos de un 1 % de los familiares de las personas con sarcoidosis tienen la enfermedad. Por ello, no se considera necesaria la realización de pruebas médicas a los familiares más cercanos.

P. ¿Quién es más probable que desarrolle sarcoidosis?

R. La mayoría de los pacientes son adultos jóvenes entre 20 y 60 años, aunque puede ocurrir en la infancia y en la edad avanzada. Existe un ligero predominio de mujeres, mucho más marcado en el síndrome de Löfgren. Las formas clínicas más graves y precoces se observan en personas de raza negra e indios asiáticos, mientras que la enfermedad asintomática es más frecuente en personas de raza blanca.

P. ¿Cuáles son los síntomas de la sarcoidosis?

R. La presentación y síntomas de la sarcoidosis son muy variables. Algunas personas pueden carecer de síntomas, mientras que otras pueden sentirse enfermas y tener afectadas diferentes partes del cuerpo. En aquellos pacientes con síntomas, lo más frecuente es la aparición de lesiones nodulares dolorosas en piernas y adenopatías a diferentes niveles con o sin infiltrados pulmonares. Suele acompañarse de artralgias, especialmente en los tobillos, fiebre moderada, tos… y en ocasiones, uveítis anterior. Sin embargo, no hay dos personas que tengan exactamente el mismo conjunto de síntomas, por lo que los pacientes deben recordar compartir todos sus síntomas con su especialista para recibir un diagnóstico adecuado.

P. ¿Es fácil diagnosticar la sarcoidosis?

R. Habitualmente no es difícil sospecharla, pero sí en casos complejos. A menudo está mal diagnosticada ya que los síntomas pueden simular los de otras enfermedades como puede ser la tuberculosis, el virus de la inmunodeficiencia adquirida (VIH) o incluso linfomas. Debido a que todos los síntomas no siempre están presentes al mismo tiempo y que esta enfermedad puede afectar a diversos órganos, es importante relacionar los síntomas que pueden ir apareciendo desde un punto de vista integrador y no de forma aislada.

P. ¿Cuáles son las alteraciones en los análisis de sangre?

R. Se valora el estado de los diferentes componentes celulares de la sangre (glóbulos blancos, plaquetas, glóbulos rojos), y cómo están funcionado el hígado y el riñón, principalmente. También puede medirse el nivel de la enzima convertidora de angiotensina (ECA). Tradicionalmente esta enzima se utilizaba para ayudar en el diagnóstico y vigilar la evolución de la sarcoidosis, pero ahora sabemos que no siempre está elevada cuando la sarcoidosis está activa y además no es específica (aparece elevada también en otras enfermedades). En la orina puede observarse si hay una eliminación aumentada de calcio (hipercalciuria).

P. ¿Cómo se estudian los pulmones?

R. La radiografía de tórax permite saber si hay afectación pulmonar y realizar una primera estimación del estadio. También permite ver si los ganglios linfáticos están agrandados. Normalmente se toman dos imágenes (que se llaman posteroanterior y lateral) y se comparan con radiografías anteriores cuando estas existen. No obstante y a día de hoy, la prueba de imagen a realizar es la tomografía axial computarizada (TAC) o escáner (siempre que sea posible, de alta resolución).

Además hay que analizar cómo funcionan los pulmones. Se realiza mediante las pruebas funcionales respiratorias. La espirometría se hace mediante un «espirómetro» que mide la cantidad de aire que pueden retener los pulmones y la velocidad de las inhalaciones y las exhalaciones durante la respiración.

P. ¿Qué es el PET?

R. La tomografía por emisión de positrones (PET por sus siglas en inglés, de *positron emission tomography)* es una prueba diagnóstica que, a través del uso de una pequeña cantidad de una sustancia radioactiva, permite obtener imágenes de la actividad que se produce en el interior del cuerpo. La PET podría ser empleada para evaluar el estado del pulmón, del sistema nervioso o del corazón y también podría servir para determinar dónde hacer la biopsia.

P. ¿Por qué me tienen que hacer una biopsia?

R. La biopsia puede ser necesaria cuando la presentación clínica y radiológica no es suficiente para el diagnóstico, una situación muy frecuente ya que hay muchas enfermedades que pueden parecerse a la sarcoidosis y es imprescindible saber qué tipo de inflamación existe. Los pulmones y sus ganglios de alrededor están afectados en más del 90 % de casos, y suele ser necesario hacer una broncoscopia con biopsia (un broncoscopio es un dispositivo para observar el interior de los pulmones y en este caso también con la finalidad de extraer tejido para analizar). Otra prueba que podría estar indicada es la aspiración transbronquial mediante broncoendoscopia guiada por ultrasonidos, sobre todo cuando hay ganglios linfáticos afectados en el mediastino (espacio entre el tórax y los pulmones, también llamados ganglios hiliares). Una de las principales ventajas de esta última prueba es que, en algunos casos, permite evitar técnicas más agresivas como la mediastinoscopia.

P. ¿Cómo se confirma que tengo sarcoidosis?

R. No existe una única prueba diagnóstica para decir que un paciente padece una sarcoidosis. Los médicos especialistas en la enfermedad evalúan una combinación de factores que incluyen signos y síntomas, una cuidadosa historia clínica, un examen físico, unas determinadas pruebas diagnósticas y pruebas de laboratorio. En muchos casos, los pacientes son vistos de forma individual por especialistas de un órgano en concreto. Determinados hallazgos analíticos y de pruebas de imagen pueden ayudar a la sospecha diagnóstica, pero no tienen especificidad. Siempre que sea posible, se realizará biopsia. La evidencia de granulomas en ausencia de micobacterias y hongos nos permitirá una confirmación definitiva, aunque en algunos casos el diagnóstico se puede aceptar sin confirmación histológica.

P. ¿Qué significan los estadios de la sarcoidosis?

R. Los estadios de la sarcoidosis se basan en la afectación de los pulmones y sus ganglios según la radiografía de tórax. Aunque en la actualidad se debe utilizar el TAC para el estudio de la sarcoidosis, todavía es frecuente utilizar esta terminología:

- Estadio 0: Radiografía normal.
- Estadio 1: Se observan ganglios linfáticos agrandados en los hilios, que es el espacio entre el pulmón derecho e izquierdo (adenopatías hiliares bilaterales).
- Estadio 2: Se observan ganglios linfáticos agrandados en los hilios además de ocupación del tejido pulmonar por inflamación (infiltrados pulmonares).
- Estadio 3: Solo hay ocupación del tejido pulmonar por inflamación (infiltrados pulmonares).
- Estadio 4: Hay daño cicatricial en el tejido pulmonar (fibrosis pulmonar).

P. ¿Existe una cura? ¿Qué tratamientos están disponibles?

R. En general el pronóstico es bueno. En dos tercios de los pacientes la enfermedad remite espontáneamente o con tratamiento y sin dejar secuelas. Otros pacientes persisten con enfermedad activa leve y estable o con oscilaciones en el transcurso del tiempo, con escasa repercusión clínica y orgánica funcional. De un 10 a un 30 % muestran un curso crónico progresivo con diversos grados de daño orgánico funcional por infiltración granulomatosa y/o fibrosis de los órganos afectados, en ocasiones a pesar del tratamiento. El tratamiento más habitualmente utilizado son los corticoides, y en casos más complejos disponemos de tratamientos inmunosupresores y terapias biológicas.

P. ¿Cuáles son los fármacos más utilizados?

R. Desde hace más de 50 años, los corticoides han sido el pilar terapéutico en los casos más graves, a los que se sumaron después los fármacos inmunodepresores. A lo largo de la última década se han incorporado los fármacos biológicos, lo que ha permitido un mejor manejo de los pacientes, con mayor efectividad y con menos efectos secundarios. Por todo ello, un objetivo fundamental del GEAS-

SEMI ha sido promover un cambio en las pautas que desde hace años se han venido aplicando por otras que reducen la morbilidad. Los mejores ejemplos son las recomendaciones a usar cada vez menores dosis de corticoides y durante el menor tiempo posible, y la protocolización y el buen uso de las nuevas terapias biológicas.

P. ¿Qué son las terapias biológicas?

R. Son fármacos dirigidos contra dianas moleculares específicas y están basadas en la administración exógena de diversos tipos de moléculas sintéticas, relacionadas con la respuesta inmunitaria (anticuerpos, receptores solubles, citocinas, antagonistas de citocinas, etc.). Todavía queda mucho camino por andar, empezando por definir la ubicación correcta de estas terapias en la estrategia terapéutica de estas enfermedades y sus indicaciones concretas.

P. ¿Cuál es la evolución de la enfermedad?

R. La sarcoidosis suele tener muy buen pronóstico y no es una enfermedad contagiosa. Además, en aquellos casos con evolución hacia la cronicidad o con manifestaciones más graves, disponemos de tratamientos que permiten controlar la enfermedad. Estos pacientes deben ser seguidos cuidadosamente para vigilar el desarrollo de afectación en órganos internos u otras complicaciones graves.

No obstante, la enfermedad puede volverse crónica y puede empeorar. La razón de por qué se resuelve en algunos pacientes y se cronifica en otros no se conoce. Cuando la sarcoidosis es crónica, suele haber períodos de actividad (brotes) y otros períodos en los que la enfermedad está inactiva (remisión).

Las complicaciones que pueden surgir dependen del órgano afectado, pero hay muchas diferencias entre las personas en el tipo de complicación y su gravedad. La principal complicación suele ser la consecuencia de un daño crónico y progresivo del tejido de un órgano afectado, principalmente el pulmón (fibrosis pulmonar), pero también otros como los riñones o el sistema nervioso. A pesar de esto, en la mayoría de los casos, las complicaciones asociadas a la sarcoidosis se pueden tratar.

P. ¿Es la sarcoidosis una enfermedad rara?

R. En España, datos epidemiológicos retrospectivos muestran una incidencia de 1,36 casos por 100.000 habitantes-año. Sin embargo, estos datos son dispares en función de la raza y la localización geográfica, con cifras que varían de 1 a 40 casos por 100.000 habitantes-año. Suecos, daneses y afroamericanos parecen tener las tasas de prevalencia más elevadas de la población mundial.

P. ¿Puedo tener otra enfermedad autoinmune además de la sarcoidosis?
R. Sí, es bastante habitual y en ocasiones se diagnostican en momentos diferentes. Por ello, los pacientes con sarcoidosis precisan un seguimiento estrecho que permita valorar nuevas manifestaciones de otras posibles enfermedades autoinmunes.

P. ¿Qué médico debe controlar mi enfermedad?
R. Un médico en el que se tenga confianza y esté acostumbrado a ver pacientes con sarcoidosis proporciona una garantía y cierta seguridad. Controlar la enfermedad y orientar al paciente debe hacerlo un especialista con una visión sistémica, capaz de evaluar todo lo que le pasa al paciente en conjunto. El tratamiento debe realizarlo un equipo médico multidisciplinario coordinado por un neumólogo y un internista, en el que estén presentes el resto de las especialidades implicadas respecto a las posibles afectaciones de órganos internos (dermatólogo, nefrólogo, neurólogo, hematólogo, reumatólogo, etc.). Es igualmente importante la implicación del médico de atención primaria en el proceso asistencial, especialmente en los pacientes sin afectación sistémica o interna, y que los pacientes sean educados en el conocimiento de su enfermedad para poder participar en el manejo de su propio tratamiento.

El control de los síntomas por el especialista, cada 6 meses como mínimo, ayudará a prevenir o limitar los daños orgánicos y la mejora de la calidad de vida del paciente. En el caso de que la enfermedad siga una evolución favorable, estos controles pueden espaciarse hasta en un año.

P. ¿Es importante el médico de atención primaria?
R. Sin ninguna duda. Debe existir una estrecha colaboración con la atención primaria, ya que es el primer nivel de sospecha de la enfermedad al que acude el paciente antes de su diagnóstico definitivo. Además, su papel es clave y parte necesaria en la integración de la atención multidisciplinaria que precisan estos pacientes, participando también en su seguimiento y en el cumplimiento de su tratamiento, así como del manejo de otros factores como el riesgo vascular, la política de vacunaciones o la detección precoz de los procesos infecciosos o los brotes de actividad de la enfermedad.

P. ¿Cuáles son las recomendaciones generales de estilo de vida?
R. Cada vez es más importante la influencia del estilo de vida del paciente sobre la enfermedad autoinmune. Las siguientes cinco recomendaciones pueden ser cruciales para ayudar a mantener la enfermedad «a raya»:

- **Evitar (y controlar) el estrés.**
- **Dormir las horas necesarias** (mínimo 7) **y de forma efectiva.**
- **Hacer ejercicio** con regularidad (aeróbico siempre que sea posible).
- **Dieta equilibrada** (mediterránea).
- **No fumar, no alcohol ni otros tóxicos.**

Toda persona puede beneficiarse de alguna forma de ejercicio; incluso simples ejercicios de poco rango de movimiento ayudarán. Los vídeos en internet son fáciles de encontrar. Muchos pacientes encuentran gran ayuda con aeróbicos acuáticos adecuados para sus articulaciones dañadas (artrosis). El taichí y el yoga son actividades más suaves y pueden contribuir a reducir el estrés. Cuánto más ejercicio haga, mejor se sentirá, tanto mental como físicamente. Asegúrese de hablar con su médico o consulte a un especialista en ejercicios para averiguar qué es lo mejor para usted. No olvidar la importancia de una buena nutrición para la salud y el bienestar en general.

Los pacientes con enfermedades crónicas no suelen tener un sueño reparador (ni en cantidad ni en calidad), por lo que es recomendable siempre que sea posible aumentar el número de horas de sueño más allá de las 7-8 horas recomendadas para la población general. Como consejos generales, asegurar que la habitación sea cómoda, segura, oscura y silenciosa. Para mantener una buena «higiene del sueño», levantarse de la cama a la misma hora todas las mañanas y acostarse con las luces apagadas a la misma hora todas las noches, evitando todo tipo de pantallas. Evitar el alcohol y la cafeína después de las cuatro de la tarde, y cenar verdura/fruta en pocas cantidades.

P. ¿Es importante el apoyo social y emocional?
R. Las asociaciones de pacientes y los grupos de apoyo, dirigidos por pacientes voluntarios, brindan a los pacientes y a sus familiares la oportunidad de compartir sus consejos y recomendaciones para convivir más cómodamente con la enfermedad. Se puede aprender mucho en una reunión del grupo de apoyo, ya sea para

compartir opiniones paciente a paciente o para escuchar una presentación informativa de un profesional de la salud u otro experto. Le recomendamos que asista a dichas reuniones. Las reuniones periódicas de los grupos de apoyo a los pacientes son una fuente potencial de información útil y apoyo emocional. Sin embargo, también pueden ser una fuente de desinformación. Por lo tanto, acérquese a los grupos de apoyo para pacientes con una mente abierta, valorando lo bueno y lo no tan bueno como si estuviera sopesando realizar una compra importante. Ya sea que pertenezca o no a un grupo de apoyo, es importante rodearse de personas que creen en el comportamiento de «bienestar» en lugar de personas que se quejan de manera crónica.

En España, la única organización que desde hace años trabaja es la Asociación Nacional de Enfermos de Sarcoidosis (ANES - http://www.sarcoidosis.es).